Mosaik
bei GOLDMANN

Buch

Fasten hat eine reinigende Wirkung auf Körper und Seele: Das Gewebe wird entschlackt, der Organismus regeneriert, die Abwehr des Körpers gestärkt und die geistige Leistungsfähigkeit gefördert. Eine richtig und vernünftig durchgeführte Fastenkur hilft nicht nur, das Gewicht zu reduzieren, sondern lanciert auch die mentale Stärke. Der Autor erklärt Ihnen, wie Sie richtig fasten, und informiert Sie über die wichtigsten Fastenformen — von der Saftkur, über das Kurz- oder Morgenfasten bis hin zur Nulldiät. Praktische Anleitungen und zahlreiche Tipps zur Gesundheitsvorsorge ergänzen diesen nützlichen Ratgeber.

Autor

Gerhard Leibold, erfahrener Heilpraktiker und Psychotherapeut, Autor zahlreicher Bücher und ständiger Mitarbeiter mehrerer Fachzeitschriften, lehrt psychosomatische Naturmedizin und arbeitet für internationale Gesundheitsorganisationen. Gerhard Leibold lebt im Ausland.

Gerhard Leibold

Fasten

Entschlacken, regenerieren,
abnehmen

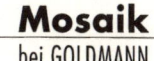

Mosaik
bei GOLDMANN

Die Ratschläge in diesem Buch sind von Autor und Verlag sorgfältig erwogen und geprüft, dennoch kann eine Garantie nicht übernommen werden. Eine Haftung des Autors bzw. des Verlags und seiner Beauftragten für Personen-, Sach- und Vermögensschäden ist ausgeschlossen.

Umwelthinweis:
Alle bedruckten Materialien dieses Taschenbuches
sind chlorfrei und umweltschonend.

Vollständige Taschenbuchausgabe Februar 2003
Wilhelm Goldmann Verlag, München,
ein Unternehmen der Verlagsgruppe Random House GmbH
© 2002 Falken Verlag, ein Unternehmen der
Verlagsgruppe Random House GmbH, München
Umschlaggestaltung: Design Team München
Umschlagfoto: Zefa/Miles
Druck: GGP Media, Pößneck
Verlagsnummer: 16495
Kö · Herstellung: Max Widmaier
Printed in Germany
ISBN 3-442-16495-8
www.goldmann-verlag.de

1 3 5 7 9 10 8 6 4 2

Inhalt

Inhalt

Vorwort

Unsere Lebenserwartung liegt heute zwar fast doppelt so hoch wie die unserer Vorfahren um die Jahrhundertwende, die Lebensqualität dieser gewonnenen Jahre wird aber häufig durch vorzeitige Altersbeschwerden und vermeidbare Krankheiten vermindert. Viele dieser Krankheiten sind »hausgemacht«, also Folgen einer falschen Ernährung und Lebensweise, die auf wichtige Grundbedürfnisse des Körpers kaum noch Rücksicht nimmt.

Natürlich lassen sich nicht alle diese Gesundheitsprobleme des heutigen Menschen allein durch Heilfastenkuren vermeiden oder beseitigen. Sie erfordern zunächst eine tief greifende Reform der üblichen falschen Kost und eine Veränderung gesundheitsschädlicher Lebensgewohnheiten, wie Alkohol-, Nikotinmissbrauch, Bewegungsmangel oder Dauerstress. Auf dieser Grundlage kommt aber dem Heilfasten im Rahmen der Gesundheitsvorsorge große Bedeutung zu. Es wirkt so tief greifend wie eine Operation auf Organe, die durch falsche Lebensgewohnheiten geschädigt wurden, entschlackt gründlich die Gewebe, reduziert schädliches Übergewicht, aktiviert die körpereigene Abwehr, erhöht die geistige Leistungsfähigkeit und beeinflusst sogar das Seelenleben günstig.

Die umfassende Wirkung einer Fastenkur auf den gesamten Organismus tritt meist schon nach wenigen Tagen spürbar ein. Deshalb eignet sich eine Fastenkurwoche ausgezeichnet zur Selbsthilfe. Die meisten Menschen, die das – vielleicht im Urlaub – einmal versucht haben, fühlen sich danach lange Zeit wieder wohler und leistungsfähiger und wollen auf die regelmäßige Wiederholung nicht mehr verzichten. Längere Fastenkuren, wie sie vor allem bei chronischen Krankheiten angezeigt sind, müssen zumindest unter der Aufsicht eines erfahrenen Therapeuten zu Hause, am besten aber im Sanatorium, durchgeführt werden.

Das vorliegende Buch informiert über alle Formen des Fastens und die zahlreichen Anwendungsgebiete. Der Schwerpunkt liegt auf der praktischen Anleitung zur Selbsthilfe durch Kurz- und Saftfastenkuren, beide gut bewährt zur regelmäßigen Gesundheitsvorsorge. Damit soll dem Leser eines der wichtigsten und wirksamsten biologischen Mittel zur Vorbeugung der verbreiteten Zivilisationskrankheiten an die Hand gegeben werden, das uns bis ins hohe Alter gesund und fit halten kann.

Fasten – die »unblutige Operation« der inneren Medizin

Es gibt kaum eine andere Heilmethode, die den Organismus so tief greifend beeinflusst wie eine Fastenkur. Das beginnt beim Abbau von unnötigen Fettreserven, die man sich im Lauf der Zeit durch falsche Ernährung zugelegt hat, und der Verbrennung von Schlacken und Giftstoffen, die in den Geweben eingelagert werden, und reicht bis hin zur Umstellung des Stoffwechsels und Veränderungen des Spannungszustands im vegetativen Nervensystem. Wegen dieser tief greifenden Wirkung, die ganzheitlich den gesamten Organismus umfasst, vergleicht man Heilfasten auch mit einer Operation, die ebenso gründlich – allerdings nur örtlich begrenzt – Krankheitsursachen beseitigen kann.

Die wichtigsten Wirkungen dieses »unblutigen Messers« der inneren Medizin wollen wir nun genauer untersuchen.

Ganzheitliche Umstimmung durch Fasten

Als *Umstimmung* bezeichnet man eine Veränderung des körperlichen und/oder geistig-seelischen Zustands, die hauptsächlich die körpereigenen und seelischen Selbstheilungsregulationen anregt. Die Umstimmungsbehandlung gehört zu den unspezifischen Behandlungsmethoden, richtet sich also nicht gegen ganz bestimmte Krankheiten, sondern versetzt den Menschen in die Lage, Krankheitsfaktoren abzuwehren (Vorbeugung) oder die Ursachen bereits bestehender Erkrankungen zu beseitigen. Insbesondere bei chronischen Krankheiten, die auf keine andere Therapie mehr richtig ansprechen, kann der Reiz einer Umstimmungsbehandlung oft erst die Heilung ermöglichen.

Unter den verschiedenen Methoden der Umstimmungstherapie nimmt Heilfasten eine hervorragende Stellung ein. Unser Organismus ist an regelmäßige Nahrungszufuhr gewöhnt und hat seine Funktionen darauf eingestellt. Fasten unterbricht radikal diese Gewohnheit und übt deshalb einen starken umstimmenden Reiz auf die verschiedenen körperlichen, geistigen und seelischen Funktionen aus.

Die gründliche innere Reinigung

Falsche Ernährung, Mangel an Bewegung, Missbrauch von Genussmitteln und in zunehmendem Umfang auch die Umweltverschmutzung führen zur Einlagerung von Schlacken und Giften in Zellen und Geweben. Diese Verschlackung, häufig noch durch chronische Darmträgheit verschlimmert, schafft die Voraussetzungen für viele Krankheiten. Insbesondere begünstigt sie rheumatische Erkrankungen, führt zu vorzeitigen Alterserscheinungen, stört den Stoffwechsel und trägt auch mit zur Krebsentstehung bei.

Deshalb ist von Zeit zu Zeit eine gründliche Entgiftung und Entschlackung des gesamten Organismus erforderlich. Am besten eignet sich dazu eine Fastenkur. Wenn der Organismus keine Nahrung mehr erhält, versucht er zunächst, den gewohnten Zustand aufrechtzuerhalten, indem er seine Fett- und Zuckerreserven angreift. Zugleich verlangsamt er auch schon seine Stoffwechselvorgänge, um Energie einzusparen. Nach 2–3 Tagen, wenn die Zuckerreserven in der Leber und in den Muskeln aufgebraucht sind, passt er sich dann aber rasch der veränderten Situation an und schaltet alle Körperfunktionen auf »Sparflamme« um. Das wirkt bis in den Bereich des vegetativen Nervensystems hinein, in dem während der Fastenkur der Vagusnerv zu überwiegen beginnt. Dieser Nerv, der zusammen mit einigen anderen Nervenbahnen den parasympathischen Anteil des unserem Willen nicht unterstehenden vegetativen Nervensystems bildet, schaltet wichtige Organfunktionen auf Ruhe, Erholung und Entspannung um. Sein Gegenspieler, der Sympathikus, wirkt dagegen anregend, fördert die Aktivität und führt zum Energieverbrauch.

Da Selbsterhaltung das oberste Gebot für den Körper ist, wird er im Verlauf einer Fastenkur zur Energiegewinnung nicht auf wichtige, gesunde körpereigene Substanz zurückgreifen; diese Gefahr besteht erst bei übertrieben langem Fasten. Die Zuckerreserven sind rasch verbraucht, das Fett ist individuell unterschiedlich reichlich vorhanden und wird zur Energiegewinnung während der Fastenkur verwendet.

Daneben »sieht« sich der Organismus aber auch noch nach anderen Energiequellen um und greift bald auf unnütze oder im Überschuss vorhandene andere Ablagerungen zurück. In erster Linie sind das alte, geschwächte und kranke Zellen oder Gewebe, Abbauprodukte von Entzündungen, die mit dem Blut nicht vollständig weggespült wurden, und andere Schlackenstoffe. Dadurch können Zellen und Gewebe bald wieder freier »atmen«, regenerieren sich und werden verjüngt.

Der Verzicht auf Nahrung bewirkt auch eine Anregung der körpereigenen Abwehrsysteme und Entgiftungsfunktionen. Das führt zur Ausheilung von Krankheitsursachen aus eigener Kraft und zur Ausschwemmung von Giftstoffen aus dem Körper, die nicht wie organische Schlacken und Ablagerungen anderer Art verbrannt werden können. Dazu gehören zum Beispiel chemische Rückstände und Zusätze in der Nahrung, Giftstoffe aus der Umwelt (zum Beispiel Blei, Cadmium) und Arzneimittelrückstände. Jeder von uns ist heute von solchen schädlichen Ablagerungen betroffen, denn der Umweltverschmutzung können wir nirgends mehr entgehen, und ihre Folgen wirken sich auch auf biologisch angebaute pflanzliche Kost aus. Daher kommt der gründlichen Entgiftung und Entschlackung durch Heilfasten heute größere Bedeutung zu als jemals zuvor.

Die gründliche Generalreinigung des gesamten Körpers bedeutet natürlich auch eine große Belastung. Das gilt insbesondere für das Blut, das die Schlacken und Giftstoffe transportieren muss, für den Stoffwechsel, der verschiedene Ablagerungen verbrennt, für die Leber als »Entgiftungszentrale« und für Nieren und Darm, über die dann die Schadstoffe ausgeschieden werden.

Solange sich der Organismus aber auf die Entgiftung und Abwehr anderer Krankheitsursachen konzentrieren kann, wird er dadurch nicht überfordert. Das erklärt die überragende Wirkung einer Fastenkur im Vergleich zu anderen Entgiftungsmaßnahmen (etwa Blutreinigungskuren), bei denen der Körper immer wieder mit der Nahrung neue Giftstoffe aufnimmt oder im Stoffwechsel zusätzliche Schlacken produziert.

Schon diese tief greifende Entgiftung und Entschlackung allein führt zu einer allgemeinen Regeneration und Verjüngung, stärkt die Körperfunktionen und aktiviert die Abwehrkräfte gegen Krankheiten. Diese Wirkung hält lange spürbar an und kann bei Bedarf immer durch eine Wiederholungskur erneuert werden.

Die beste Zeit für eine entschlackende Fastenkur ist das Frühjahr, denn während der kühlen Herbst- und Wintermonate leben die meisten Menschen noch ungesünder als sonst. Deshalb haben sich im Frühjahr viele Gift- und Schlackenstoffe im Blut und in den Geweben angehäuft, die mit zur verbreiteten Frühjahrsmüdigkeit beitragen.

Eine Frühjahrs-Fastenwoche genügt meist schon, um diesen Zustand zu überwinden und fit und gesund in den Sommer zu gehen. Im Herbst kann man die Fastenwoche wiederholen, damit die Körperabwehr aktiviert und mit den vermehrten Infektionsrisiken der kalten Jahreszeit besser fertig wird.

Abbau von Übergewicht

Der heutige Mensch ernährt sich vor allem zu fett- und kalorienreich. Die Kalorienzufuhr mit der üblichen Kost liegt zum Teil erheblich über dem, was er durch körperliche Bewegung wieder verbraucht. Übergewicht ist deshalb in allen Industriestaaten weit verbreitet und gilt als einer der wichtigsten Krankheitsrisikofaktoren. Vor allem Herz, Blutgefäße, Stoffwechsel und Verdauungsorgane werden durch die »Zivilisationsseuche« Übergewicht stark gefährdet.

Die meisten Übergewichtigen wissen zumindest teilweise, dass die überflüssigen Pfunde ihre Gesundheit gefährden. Trotzdem essen sie munter weiter, wenn sich vielleicht auch gelegentlich einmal Schuldgefühle einstellen. Ab und zu absolvieren viele einmal eine Schlankheitskur, deren Vorschriften häufig nur halbherzig eingehalten werden, danach verfallen sie aber rasch wieder in die alten Ernährungssünden und legen wieder an Gewicht zu.

Völliger Verzicht auf Nahrung ist die radikalste Form der Schlankheitskur. Da der Organismus beim Fasten die Energiezufuhr aus seinen Reserven deckt, verliert man dabei rasch an Gewicht. Dieses Erfolgserlebnis kann den Übergewichtigen sehr stark zum Durchhalten motivieren. Abgesehen davon fällt es vielen Menschen leichter, vollständig auf Nahrung zu verzichten, als sich beim Essen immer wieder zu kontrollieren oder sich nach einem genauen Diätplan zu richten. Somit bietet Fasten also günstige Voraussetzungen für eine erfolgreiche Schlankheitskur, die viele Gesundheitsrisiken zumindest abschwächt oder auch ganz beseitigt.

Eines kann aber auch Heilfasten dem Übergewichtigen nicht ersparen – die selbstkritische Überprüfung und Reform seiner Ernährungsgewohnheiten nach beendeter Kur. Ohne diese konsequente Umstellung der falschen Kost wird auch eine Fastenkur nur vorübergehend zum Abbau von Übergewicht führen.

Da die »Rückfälle« der meisten, die sich ihre überflüssigen Pfunde mühsam abgehungert haben (man geht von 80–90 % aus, die innerhalb eines halben Jahrs wieder übergewichtig werden), aber meist mit seelischen Ursachen in Zusammenhang stehen, kommt bei der Fastenkur auch noch die geistig-seelische Umstimmung zum Tragen. Sie kann die innere Einstellung zum Essen grundlegend verändern und damit einen dauerhaften Erfolg des Fastens sicherstellen. Erfahrungsgemäß bestehen bessere Aussichten, wenn in Gruppen in einem Sanatorium gefastet wird, weil die Gruppe auf psychosozialer Ebene die Motivationen verstärkt. Bei stärkerem Übergewicht wird ohnehin immer eine Fastenkur im Sanatorium angezeigt sein.

Ziel des Fastens bei Übergewicht ist die Rückkehr zum Normalgewicht oder zu einem Gewicht zwischen Normal- und Idealgewicht. Das Idealgewicht selbst gilt nach neuer Auffassung nicht mehr als beste Voraussetzung für Gesundheit und Lebenserwartung bei Männern; für Frauen liegen bisher noch nicht genügend gesicherte Daten vor.

Zunächst stellt man den Ist-Zustand fest, also das tatsächliche Körpergewicht. Dazu stellt man sich morgens nach der Stuhl- und Harnentleerung nüchtern und unbekleidet auf die Waage. Das Gewicht wird notiert und anhand der Gewichtstabellen (s.u.) ermittelt, wie viel Übergewicht besteht.

Es gibt zwei Möglichkeiten, durch Fasten das Sollgewicht zu erreichen:

● *Kurzfastenkur* für 5–7 Tage, die bei mäßigem Übergewicht ausreicht.
● Regelmäßige *Fastenschalttage* (1–2 Tage jede Woche), wobei allerdings in den dazwischenliegenden Tagen unbedingt darauf geachtet werden muss, dass man nicht wieder an Gewicht zulegt.

Bei ausgeprägtem Übergewicht kann eine längere Fastenkur im Sanatorium angezeigt sein.

Während der Kurzfastenkur oder während der Fastenschalttage und in den 5–6 Tagen dazwischen kontrolliert man regelmäßig jeden Morgen nüchtern, unbekleidet und nach Entleerung von Stuhl und Harn das Gewicht und notiert es in einer selbst angefertigten Tabelle. Die Erfolge, die man so schwarz auf weiß vor Augen hat, motivieren zum Durchhalten, und man erkennt rechtzeitig, wann man die Fastenkur beenden kann oder wann Fastenschalttage nicht mehr erforderlich sind. Außerdem kann man zwischen den Fastenschalttagen verhindern, dass durch Ernährungsfehler wieder an Gewicht zugenommen wird.

Auch nach beendeter Kur sollte die tägliche Gewichtskontrolle beibehalten werden, damit man neues Übergewicht bereits im Ansatz erkennt und sofort gegensteuern kann.

Das *Normalgewicht* errechnet sich nach der Faustregel Körpergröße in cm minus 100 = Normalgewicht in kg. Es ist für Mann und Frau gleich.

Das *Idealgewicht* für Männer wird berechnet, indem man vom Normalgewicht 10 % abzieht. Bei Frauen verringert man das Normalgewicht um 15 %.

Unbedingt behandlungsbedürftiges Übergewicht liegt vor, wenn das Normalgewicht um 10 % oder mehr überschritten wird; das gilt für Mann und Frau gleichermaßen. Aber auch schon geringere Überschreitungen sollten konsequent abgebaut werden, da sie den Körper immer unnötig belasten.

Anregung des inneren Arztes

Trotz aller Fortschritte der modernen Medizin bleibt sie doch nach wie vor auf die Selbstheilungsregulationen des Körpers angewiesen. Ein starkes chemisches Arzneimittel kann zwar die Symptome einer Krankheit rasch zudecken, wenn der Körper aber nicht mithilft, ist keine vollständige Heilung möglich. Diese Tatsache wird leider auch von den Ärzten oft noch übersehen. Vorbeugung von Krankheiten ist immer nur durch intakte Abwehrkräfte des Körpers möglich.

Eine Schwäche des »inneren Arztes«, wie die Abwehr- und Selbstheilungskräfte auch treffend bezeichnet werden, liegt heute bei vielen Menschen vor. Sie entsteht aus verschiedenen Ursachen, die oft mit falscher Lebensweise und Ernährung, zunehmend auch mit der Umweltverschmutzung, in Zusammenhang stehen. Harmloseste Folge der Abwehrschwäche ist eine vermehrte Anfälligkeit für Infektionskrankheiten (vor allem Erkältungen) in der kalten Jahreszeit, schlimmstenfalls trägt sie zur Entstehung von Krebs mit bei. Aber auch zahlreiche andere akute und chronische Erkrankungen können nur deshalb entstehen, weil die verschiedenen Abwehrsysteme nicht mehr in der Lage sind, sofort dagegen anzugehen.

Die Heilfastenkur stärkt den inneren Arzt auf mehrere Arten. Besonders wichtig ist die gründliche Entgiftung und Entschlackung, weil Ablagerungen von Giften, Schlackenstoffen, Stoffwechselendprodukten und nach Erkrankungen zurückgebliebenen Zell- und Gewebstrümmern die Abwehrsysteme weitgehend blockieren können. Heilfasten befreit von solchen Behinderungen, die Abwehr kann sich wieder wirksamer gegen Krankheitsursachen zur Wehr setzen oder beginnen, chronisch bestehende Erkrankungen zu beseitigen.

Fasten bedeutet für Teile des Körpers eine deutliche Entlastung, weil keine Nahrung verdaut und im Stoffwechsel verwertet werden muss. Deshalb werden Kräfte freigesetzt, die sich nun ganz auf die erhöhte Abwehr konzentrieren können.

Die Natur selbst weist uns bei manchen Erkrankungen darauf hin, dass der Organismus vorübergehend keine Nahrung erhalten sollte, indem sie den Appetit vermindert oder ganz aufhebt. Das beobachtet man zum Beispiel bei Infektionskrankheiten mit Fieber, die häufig von Appetitmangel begleitet werden, und besonders deutlich bei Erkrankungen im Bereich der Verdauungsorgane. Im Verlauf der Fastenkur wird der gesamte Organismus gekräftigt und verjüngt. Diese Wirkung macht auch vor den Selbstheilungsregulationen nicht Halt. Sie gewinnen an Schlagkraft gegen die verschiedensten Krankheitsursachen und bestehende Erkrankungen. Selbst langjährige, auf andere Weise kaum noch zu beeinflussende Krankheiten sprechen in der Regel auf eine Fastenkur noch gut an. Allerdings kann dazu eine längere Kur in einem Sanatorium erforderlich werden.

Neben der gründlichen inneren Reinigung ist die Stärkung des inneren Arztes die zweite Hauptwirkung einer Fastenkur, die noch lange anhält und bei Bedarf durch regelmäßige Wiederholung der Kur wieder aufgefrischt werden kann.

Geistig-seelische Umstimmung

Körper, geistige Funktionen und Seelenleben bilden nach der Auffassung der Naturheilkunde, die von der modernen psychosomatischen Medizin (psychisch = seelisch, somatisch = körperlich) bestätigt wird, eine untrennbare Einheit. Die drei Seinsebenen stehen miteinander ständig in enger Wechselbeziehung. Deshalb beschränkt sich die Wirkung des Heilfastens keineswegs auf den Körper (was allein schon wichtig genug wäre), sondern beeinflusst auch geistige und seelische Funktionen.

Am deutlichsten erkennt man diese Umstimmung daran, dass im vegetativen Nervensystem, das unserem Willen nicht unterliegt und automatisch zahlreiche wichtige Körperfunktionen steuert, im Verlauf einer Fastenkur der Vagusnerv die Oberhand gewinnt. Er ist zuständig für allgemeine Beruhigung, Entspannung und Energiesammlung, während sein Gegenspieler, der Sympathikusnerv, der sonst gewöhnlich am Tag vorherrscht, Energieverbrauch, Kraftentfaltung und Aktivität bewirkt.

Die Umstimmung (»vegetative Umschaltung«) im Nervensystem während einer Fastenkur lässt sich durchaus mit der vergleichen, die man im autogenen Training erreicht. Sie führt schon nach den ersten Fastentagen dazu, dass man sich allgemein wohler fühlt und die Stimmung gehoben wird. Es ist fast, als ob die gründliche Entgiftung und Aktivierung der Abwehrkräfte mit einer geistig-seelischen »Entrümpelung« und Anregung seelischer Selbstheilungsregulationen einhergeht. Sie kann ebenfalls lange über das Ende der Fastenkur hinaus anhalten und wirkt sich unter anderem durch deutlich verbessertes geistiges Leistungsvermögen aus.

Ähnlich wie bei der Schlankheitskur muss aber auch hier darauf geachtet werden, dass sich nach beendetem Heilfasten nicht wieder die alten Gewohnheiten einschleichen.

Die seelisch-geistige Umstimmung rundet die ganzheitliche Wirkung einer Fastenkur ab und ist gerade für den heutigen Menschen sehr bedeutsam, denn 50–70 % aller Patienten leiden unter körperlichen Beschwerden, die im Zusammenhang mit negativen geistig-seelischen Einstellungen und Haltungen stehen (psychosomatische Krankheiten).

Wer darf fasten?

Medizinische Anwendungsgebiete und Gegenanzeigen

Als tief greifende natürliche Vorsorge- und Heilmethode zeichnet sich das Heilfasten durch ein breites Anwendungsspektrum aus.

Insbesondere die verbreiteten Zivilisationskrankheiten, die sich zum Teil aus den heute üblichen Fehlern der Ernährung und Lebensweise erklären, werden durch Fastenkuren günstig beeinflusst.

Die umfassende Wirkung führt andererseits dazu, dass nicht jeder eine Fastenkur durchführen darf. Einige Krankheiten können durch Fasten nicht beeinflusst oder sogar verschlimmert werden. Deshalb sollte auch vor Beginn einer Kurzfastenkur grundsätzlich immer der erfahrene Arzt oder Heilpraktiker konsultiert werden, damit es nicht zu unerwünschten bis bedenklichen Begleiterscheinungen kommt.

Heilfasten zur Gesundheitsvorsorge

Die meisten Krankheiten entstehen durch eine vorübergehende oder dauernde Schwächung der körpereigenen Abwehrsysteme. Am deutlichsten erkennt man das bei den Infektionskrankheiten durch Bakterien oder Viren. Wir leben ständig in einem wahren Meer solcher Krankheitserreger, ohne deshalb dauernd krank zu sein, denn die Natur stattete uns mit einem sehr wirksamen Abwehrsystem dagegen aus. Erst wenn diese Schutzmechanismen nicht mehr schlagkräftig genug wirken, haben die Erreger überhaupt eine Chance, Krankheiten hervorzurufen. Sinngemäß gilt das auch für die meisten anderen Krankheitsursachen.

Störungen der Abwehr entstehen auf unterschiedliche Weise. Eine akute Abwehrschwäche beobachtet man zum Beispiel häufig in der kühlen Jahreszeit, wenn sich die ungenügend trainierten Abwehrsysteme den widrigen Witterungsverhältnissen nicht schnell genug anpassen können. Als Folgen entstehen vor allem Erkältungen und Grippe.

Weit verbreitet sind Abwehrschwächen durch falsche Ernährung. Verschiedene Abwehrsysteme funktionieren nur dann ausreichend, wenn der Organismus keinen Mangel leidet, also nicht nur genügend oder zu viel (Überge-

wicht) Kalorien erhält, sondern auch Vitamine, Mineralsalze und Spuren-
elemente, um seine Körperfunktionen einschließlich der Abwehrsysteme aufrechtzuerhalten. Am bekanntesten ist sicher der Zusammenhang zwischen
Abwehr und Vitamin-C-Zufuhr. Vor allem Übergewichtige sollten darauf achten, denn sie ernähren sich immer falsch (sonst wären sie nicht übergewichtig) und haben ein größeres Risiko als normalgewichtige Menschen
krank zu werden.

Schließlich wird die Körperabwehr noch von Schlacken und Giftstoffen
blockiert, die sich vor allem in Zellen und Geweben ansammeln. Hier besteht
oft wieder eine Beziehung zur Ernährung und Lebensweise, denn falsche
Kost führt ebenso wie Genussmittelmissbrauch oder Bewegungsmangel zur
Abwehrschwäche. Darüber hinaus spielen heute zunehmend die Umwelt-
gifte eine Rolle, denen man praktisch nirgends mehr vollständig entgehen
kann. Natürlich beseitigt Heilfasten allein nicht alle diese Gesundheitsrisiken
vollständig. Da viele davon »hausgemacht« sind, müssen im Allgemeinen konsequent alle falschen Ernährungs- und Lebensgewohnheiten reformiert werden, um optimalen und dauerhaften Schutz vor vielen Krankheiten zu
erzielen.

Die akute Abwehrschwäche im Herbst und Winter zum Beispiel erfordert unbedingt rechtzeitige, am besten lebenslange Abhärtung, wie sie durch reichlich Bewegung an der frischen Luft, kalte Wasseranwendungen und eine
nicht zu stark verfeinerte Kost erzielt wird. Auch andere Fehler der Lebensweise sollten dauerhaft ausgeschaltet werden, damit die Abwehrsysteme je-
derzeit schlagkräftig bleiben. Das reicht bis in den seelisch-geistigen Bereich
hinein, denn falsche Einstellungen, Dauerstress, seelische Konflikte und Probleme schwächen nachweislich die Körperabwehr.

Fastenkuren wirken vor allem durch die gründliche Entgiftung und Entschlackung des gesamten Körpers. Zur Entgiftung trägt auch bei, dass während der Fastenkur auf alle nicht unbedingt notwendigen, vom Therapeuten
zum Dauergebrauch verordneten Arzneimittel verzichtet wird. Insbesondere gilt das für rezeptfreie Beruhigungs-, Schlaf- und Schmerzmittel, die sich
nicht wenige Menschen kritiklos dauernd selbst »verordnen«. Die Fastenkur
bietet also eine gute Gelegenheit, vom Medikamentenmissbrauch endlich
loszukommen. Wenn sich Entzugserscheinungen einstellen, wie Unruhe,
Gereiztheit, Zittern, Schlafstörungen oder Schmerzen, muss unbedingt der
Therapeut aufgesucht werden.

Darüber hinaus wirken Fastenkuren durch ihren starken, ganzheitlich umstimmenden Reiz abwehrsteigernd und beseitigen verschiedene Risikofaktoren für die Gesundheit, die häufig zu Zivilisationskrankheiten führen. In
erster Linie gilt das für Übergewicht, einen Hauptrisikofaktor vieler Erkrankungen vor allem im Bereich des Herz-Kreislauf-Systems.

Durch die vorübergehende Entlastung vieler Organe und des Stoffwechsels während einer Fastenkur haben die Selbstheilungsregulationen die Möglichkeit, bereits vorhandene Schäden und Störungen während des Fastens zu beseitigen, ehe daraus Krankheiten entstehen. Auch dadurch trägt Heilfasten viel zur Gesundheitsvorsorge bei.

Eine letzte vorbeugende Wirkung ist noch von der geistig-seelischen Umstimmung zu erwarten, die viele Konflikte und Probleme wieder ins rechte Licht rückt und ihnen so die krank machende Wirkung nimmt.

In der Gesundheitsvorsorge spielt das Heilfasten eine zentrale Rolle zur raschen Steigerung der Körperabwehr und Ausschaltung verschiedener Krankheitsrisiken, die sich aus der heute üblichen Ernährung, Lebensweise und Umweltbelastung ergeben. Ein Allheilmittel kann es freilich nicht sein. Wer nur gelegentlich fastet, dazwischen aber immer wieder in die alten Gewohnheiten verfällt, kann dadurch zwar die Entstehung von Krankheiten verzögern, betreibt aber keine auf Dauer ausreichende Gesundheitsvorsorge. Deshalb sollte die Fastenkur zum Anfang eines insgesamt gesundheitsbewussteren Lebens werden.

Regelmäßige Fastenkuren sind grundsätzlich jedem Gesunden zu empfehlen. Insbesondere sind sie aber dann angezeigt, wenn allgemeine Leistungsschwäche, abnorm häufige Infektionen, Übergewicht oder (nach fachmännischer Diagnose im Labor) bereits krankhaft veränderte Blutwerte (wie Cholesterin, andere Blutfette, Harnsäure und Ähnliche) als Risikofaktoren verschiedener Krankheiten bestehen.

Fastenkuren als Therapie bei Krankheiten

Als Heilmittel eignen sich Fastenkuren wegen ihrer ganzheitlichen Wirkung bei verschiedenen Erkrankungen allein oder zur Basistherapie neben anderen Heilverfahren. Wie Medikamente sollten auch Fastenkuren in solchen Fällen nur nach Verordnung oder mit Zustimmung des Therapeuten angewendet werden, sonst drohen unter Umständen unerwünschte Begleiterscheinungen. Auf die Gegenanzeigen des Fastens kommen wir im nächsten Kapitel noch ausführlicher zu sprechen.

Erkrankungen des Herz-Kreislauf-Systems sind heute weit verbreitet und stehen in allen Industrienationen an erster Stelle der Todesursachen. Sie erklären sich zumindest teilweise aus Fehlern der Lebensführung und Ernährung. Eine zu fett- und eiweißreiche Ernährung, Übergewicht, Bewegungsmangel und schädlicher Stress gelten als die wichtigsten Risikofaktoren. Heilfasten kann die meisten dieser Faktoren günstig beeinflussen. Es bewirkt eine Normalisierung des Übergewichts, verbrennt überschüssige Fette und Eiweißablagerungen und wirkt geistig-seelisch umstimmend. Auf diese Weise wird vor allem das Fortschreiten der Arterienverkalkung gebremst oder (im Frühstadium) sogar noch eine weitgehende Ausheilung der ersten Gefäßveränderungen erzielt. Da die Arteriosklerose am Anfang vieler anderer Herz-Kreislauf-Störungen steht (auch des Herzinfarkts), beugt man so wirksam diesen Zivilisationskrankheiten vor.

Auch der *Bluthochdruck,* häufig zusammen mit Arterienverkalkung auftretend und ein ebenso gewichtiger Risikofaktor anderer Herz-Gefäß-Krankheiten, wird durch Heilfasten oft gesenkt. Allerdings tritt diese Wirkung nicht regelmäßig ein und hält nicht immer dauernd an, sodass im Einzelfall nach der Fastenkur nicht auf Arzneimittel verzichtet werden kann.

Gut bewährt sich Heilfasten bei *Angina pectoris,* einer Verengung der Herzkranzgefäße durch Verkalkung oder nervöse Verkrampfungen, die zum Sauerstoffmangel des Herzmuskels führt und ernste Spätschäden (insbesondere Infarkt) hervorrufen kann. Die Fastenkur bewirkt meist eine deutliche Besserung dieser Erkrankung und beugt ihren gefürchteten Komplikationen vor.

Auch bei *Herzkrankheiten* aus anderen Ursachen kann Heilfasten oft spürbare Linderung bewirken. Das erklärt sich in erster Linie aus der Entlastung des Kreislaufs. Blutstauungen in den Venen werden beseitigt, weil die völlige Entleerung der Verdauungsorgane von fester Nahrung auch die Durchblutungsverhältnisse im Bauchraum verbessert. Sogar bei unregelmäßigem Herzschlag (Arrhythmie) wirkt eine Fastenkur auf bislang noch nicht ganz geklärte Weise oft überzeugend.

Die verbesserten Durchblutungsverhältnisse während des Heilfastens führen besonders in den Beinen zum raschen Blutumlauf durch die Venen. Dadurch lassen sich *Krampfadern* günstig beeinflussen, und selbst das sehr hartnäckige Krampfader-(Unterschenkel-)geschwür spricht auf eine (meist längere) Fastenkur überraschend gut an.

Aus nahe liegenden Gründen ist das Heilfasten für *Erkrankungen der Verdauungsorgane* und verschiedene Stoffwechselstörungen eine besonders geeignete Heilmethode. Die Entlastung von fester Nahrung, die von diesem Organsystem gewöhnlich verarbeitet und verwertet werden muss, lässt die Selbstheilungsregulationen wieder voll wirksam werden, und sie sind oft schon nach kurzer Zeit in der Lage, akute oder chronische Beschwerden aus eigener Kraft auszuheilen.

Unentbehrlich ist eine kurze Fastenkur bei akuten *Magen-Darm-Verstimmungen* und -Katarrhen mit Brechdurchfall. Sofern keine gefährliche Infektionskrankheit (man denke an Cholera oder Ruhr) vorliegt, wird Teefasten innerhalb von 2–3 Tagen im Allgemeinen diese Erkrankung vollständig ausheilen können.

Bei den verbreiteten chronischen Magen-Darm-Leiden dagegen ist Fasten grundsätzlich nicht angezeigt, es sei denn, der Therapeut verordnet ausdrücklich eine Kur. Lediglich bei der chronischen Entzündung des Dickdarms (Kolitis) bewähren sich Fastenkuren unter fachmännischer Aufsicht oft sehr gut. Zu empfehlen ist Fasten bei *Leberleiden,* insbesondere bei der verbreiteten Fettleber und bei Leberschwellungen mit Blutstauungen im Bauchraum. Aber selbst die chronische Leberentzündung und eine beginnende Leberschrumpfung und -verhärtung (-zirrhose) kann durch Heilfasten ausgeheilt oder deutlich gebessert werden.

Ähnliches gilt bei manchen *Erkrankungen der Bauchspeicheldrüse,* die stets unter fachmännischer Aufsicht entsprechend ihrer Ursachen behandelt werden müssen.

Besonders wichtig ist Heilfasten bei verschiedenen *Stoffwechselstörungen* und *Übergewicht.* Über die gewichtsnormalisierende Wirkung einer Fastenkur, die allein dadurch viele Gesundheitsrisiken vermindert, wurde bereits berichtet. Bei der Stoffwechselkrankheit Gicht, die hauptsächlich die Gelenke betrifft, hilft Fasten durch seine entgiftende, entschlackende Wirkung. Bei der Zuckerkrankheit trägt die stoffwechselentlastende, gewichtsnormalisierende Wirkung zur Besserung bei. Allerdings sollten Zuckerkranke unbedingt vorher den Therapeuten befragen, um eine Entgleisung ihres Stoffwechsels während der Fastenkur zu vermeiden.

Auch im Bereich der *Harn- und Geschlechtsorgane* kann Heilfasten Erkrankungen günstig beeinflussen. Insbesondere gilt das für Entzündungen der Nieren und Harnblase und bei der Schrumpfniere. Die Behandlung von Nierenleiden durch Fastenkuren wird in der Regel immer in einer Klinik durchgeführt, bei Blasenentzündungen kann die ambulante Kurzfastenkur mit Zustimmung des Therapeuten angezeigt sein.

Manchmal gelingt es durch eine Fastenkur, Steine in den Nieren oder in der Blase so zu verändern, dass sie zu Grieß zerfallen und auf natürlichem Weg mit dem Urin ausgeschieden werden können.

Erstaunlich ist die Wirkung des Heilfastens manchmal bei Myomen (Muskelgeschwülsten) an der *Gebärmutter.* Diese gutartigen Geschwülste, unter denen nicht wenige Frauen leiden, werden von der Schulmedizin meist chirurgisch behandelt. Durch eine Fastenkur unter Aufsicht des Fachmanns können sie aber in vielen Fällen unblutig beseitigt werden. Für den Organismus sind die Myome eine Art »Depot«, und er baut sie beim Fasten ähnlich wie überflüssiges Fett ab.

Schließlich lohnt sich ein Versuch auch noch bei *Sterilität* (Unfruchtbarkeit) der Frau. Die Wirkung in solchen Fällen kann zwar noch nicht genau erklärt werden, steht aber außer Zweifel. Erfahrungsgemäß werden nach einer Fastenkur mehr männliche Kinder gezeugt.

Besonders gut bewährt sich Heilfasten bei verschiedenen *Hautkrankheiten.* Als größtes Ausscheidungsorgan des Körpers leidet die Haut stark unter der Anhäufung von Gift- und Schlackenstoffen im Körper und reagiert darauf mit Unreinheiten, Entzündungen und anderen, meist chronischen Erkrankungen. Die gründliche Entschlackung und Normalisierung des Stoffwechsels während einer Fastenkur führt zur Verjüngung der Haut und beseitigt solche Hautleiden. Selbst die sonst sehr hartnäckige Schuppenflechte wird bereits durch eine Kur meist günstig beeinflusst und kann durch mehrere Kuren im Verlauf eines Jahres vollständig beseitigt werden. Die Wirkung bei Hautleiden ist so überzeugend, dass Heilfasten jedem Betroffenen zur Behandlung von innen her zu empfehlen ist.

Eine weitere wichtige Heilanzeige sind die *Erkrankungen des rheumatischen Formenkreises,* vor allem chronische Entzündungen der Gelenke. Rheuma steht mit einer Anhäufung von Gift- und Schlackenstoffen in Zusammenhang, die beim kurmäßigen Fasten abgebaut werden. Zugleich kommt es zur Normalisierung des Stoffwechsels in den Gelenken und zur gezielten Anregung der Körperabwehr. Deshalb sprechen Rheumatiker auf Fastenkuren meist gut an.

Ein weiteres Anwendungsgebiet sind chronische oder häufig wiederkehrende *Kopfschmerzen* und *Migräneanfälle.* In solchen Fällen kann oft ein Zusammenhang mit der Ablagerung von Gift- und Schlackenstoffen angenommen werden, die als chronische Selbstvergiftung wirken. Die gründliche Entgiftung während der Fastenkur macht sich dann sehr positiv bemerkbar. Allerdings reicht Heilfasten nicht immer aus, sondern muss durch andere naturgemäße Heilverfahren ergänzt werden.

Versuchsweise kann eine Fastenkur bei *Bronchialasthma* durchgeführt werden. Die Wirkung ist zwar nicht sicher, manchmal erzielt man dadurch aber eine ausgezeichnete Besserung, die dann durch zusätzliche Behandlungsmethoden verstärkt werden kann.

Auf die Bedeutung einer kurzen Fastenkur bei akuten *Infektionskrankheiten* zur vorübergehenden Entlastung und Anregung der Selbstheilungskräfte haben wir weiter vorne schon hingewiesen. Der Organismus deutet in solchen Fällen schon allein durch die häufige Appetitlosigkeit den richtigen Weg an. Chronische Infektionskrankheiten und symptomarme Krankheitsherde erfordern meist eine längere Fastenkur unter fachmännischer Aufsicht. Dabei werden auch die Abwehrkräfte angeregt, zugleich aber auch Schlacken und Giftstoffe, die sich im Verlauf einer langwierigen Infektionskrankheit anhäufen, aus den Geweben entfernt und die betroffenen Zellen regeneriert.

Mit guten Erfolgsaussichten kann die Fastenkur bei der Augenkrankheit *Glaukom* (grüner Star) durchgeführt werden. Durch Heilfasten erzielt man in vielen Fällen eine Normalisierung des Augeninnendrucks, der beim Glaukom zu hoch ansteigt und akut das Sehvermögen bedrohen kann. Die Operation lässt sich durch Heilfasten oft vermeiden. Allerdings muss die Behandlung unbedingt unter Aufsicht eines Fachmanns erfolgen, damit drohende Komplikationen rechtzeitig erkannt werden, ehe sie das Augenlicht schädigen.

Der verbreitete *Zahnfleischschwund,* der jenseits des 30. Lebensjahrs die Gesundheit der Zähne mehr als Karies bedroht, kann im Rahmen einer Fastenkur günstig beeinflusst werden. Heilfasten allein reicht aber nicht aus, ergänzende Behandlungsmaßnahmen des Therapeuten und eine grundlegende Reform falscher Ernährungsgewohnheiten sind unentbehrliche flankierende Maßnahmen.

Abgesehen von diesen speziellen Heilanzeigen des Fastens wird eine Kur sich auch bei anderen Erkrankungen oft günstig auf das Allgemeinbefinden und die Abwehrkräfte auswirken und dadurch wenigstens indirekt die Behandlung unterstützen.

Krebs und Fasten

Grundsätzlich kommt Heilfasten bei bestehenden Krebsgeschwülsten nicht infrage. Einige Therapeuten erzielten allerdings durch 6-wöchiges Heilfasten mit verschiedenen Säften schon gute Behandlungsergebnisse. Sie geben an, dass beim Fasten der Organismus offenbar auch Krebsgeschwülste als eine Art »Reserve« angreift (ähnlich wie bei den gutartigen Myomen) und abbaut.

Diese Erfahrungen sind allerdings noch zu unsicher, als dass sie uneingeschränkt anerkannt werden könnten.

Ohne Einschränkung empfiehlt sich Heilfasten für Gesunde in regelmäßigen Abständen zur *Krebsvorbeugung.*

Allerdings sollte man sich nicht damit begnügen, regelmäßig eine Heilfastenkur zur Verminderung des Krebsrisikos durchzuführen, ansonsten aber wie gewohnt weiterleben. Vollwertige Ernährung und gesundheitsbewusste Lebensführung mit Verzicht auf Genussmittel (vor allem Nikotin), nicht zuletzt aber auch eine positive innere Lebenseinstellung (Krebs steht nach heutigem Wissen auch mit geistig-seelischen Faktoren in Beziehung) sind unumgängliche Voraussetzungen, um das Krebsrisiko dauerhaft zu vermindern.

Große Bedeutung gewinnen Heilfasten und die grundlegende Reform falscher Lebens- und Ernährungsgewohnheiten bei der *Krebsnachsorge.* Auch die erfolgreiche Operation kann nur den örtlichen Ausdruck der Allgemeinkrankheit Krebs beseitigen, aber nicht die anderen Ursachen. Ohne Nachsorge drohen Rückfälle. Heilfastenkuren unter fachmännischer Aufsicht, verbunden mit flankierenden anderen naturgemäßen Heilverfahren, erhöhen die Aussichten auf vollständige Heilung.

Gegenanzeigen des Fastens

Eine Reihe von Krankheiten verbietet Fastenkuren von vornherein, weil sie entweder wirkungslos bleiben oder die Erkrankungen noch verschlimmern. Grundsätzlich sind Fastenkuren bei folgenden Erkrankungen *nicht angezeigt* oder *nicht sinnvoll:*

● Bei allen »zehrenden« Krankheiten, vor allem Tuberkulose, Krebs und Basedowsche Krankheit (Überfunktion der Schilddrüse), da hier der Organismus nicht mehr in der Lage ist, richtig auf den Reiz des Fastens zu reagieren und nur noch mehr an Substanz verliert.

● Bei chronischen Entzündungen und Geschwüren des Magens, die häufig mit seelischen Faktoren in Zusammenhang stehen, chronischen Darmkatarrhen und Störungen der Darmflora (natürliche Besiedlung des Darms mit nützlichen Keimen); zwar kann in solchen Fällen auch einmal ausnahmsweise eine Fastenkur mit fachmännischer Erlaubnis und ergänzend neben anderen Heilmethoden angezeigt sein, in den meisten Fällen wird Heilfasten aber versagen oder die Erkrankungen sogar noch verschlimmern. Lediglich bei der chronischen Dickdarmentzündung (Kolitis) ist Fasten meist nützlich.

● In der Genesungszeit nach schweren Infektions- und anderen Krankheiten oder nach Operationen kann Fasten den Organismus überfordern und ist deshalb grundsätzlich nicht erlaubt; im Einzelfall kann der Therapeut allerdings auch einmal Heilfasten in solchen Fällen verordnen, wenn es nach seiner Diagnose nützlich erscheint.

● Im hohen Alter kann man zwar grundsätzlich noch Fastenkuren durchführen, das richtet sich aber immer nach dem Allgemeinbefinden. Nicht erlaubt sind Fastenkuren bei alten Menschen, die unter ausgeprägter Altersschwäche und Abmagerung leiden, denn in solchen Fällen überfordert die Kur häufig den schon geschwächten Organismus.

Es sind vergleichsweise wenige Gegenanzeigen, die eine Fastenkur nicht zulassen. Sie sollten strikt beachtet werden, damit das »unblutige Messer« der inneren Medizin nicht zum »zweischneidigen Schwert« wird, das der Gesundheit schadet. In Zweifelsfällen befragt man unbedingt den Arzt, der auch am besten vor jeder Heilfastenkur gegen ernstere Erkrankungen zurate gezogen werden sollte, weil nur er im Einzelfall beurteilen kann, ob der Patient die tief greifende und umfassende Wirkung des Fastens tatsächlich verträgt.

Die Formen des Fastens

Die meisten Heilverfahren der Biomedizin zeichnen sich dadurch aus, dass sie individuell auf den einzelnen Menschen abgestimmt werden können, also viel mehr als schulmedizinische Therapiemethoden auf die ganz persönliche und geistig-seelische Verfassung eines Kranken eingehen. Das Prinzip der individuellen Ganzheitsmedizin gilt auch beim Heilfasten.

Es gibt verschiedene Formen des Fastens, die unterschiedlich wirksam sind und deshalb auch verschiedene Heilanzeigen aufweisen. Fasten bedeutet also nicht einfach, für einige Zeit auf Nahrung zu verzichten, vielmehr gilt es, vorher sorgfältig zu überlegen, welche Form des Fastens individuell am besten geeignet ist und optimale Wirkungen erwarten lässt.

Einfache Arten des Fastens

Die folgenden einfachen Arten des Heilfastens eignen sich vor allem zur Selbsthilfe, da sie nie die tief greifende Wirkung einer regelmäßigen Fastenkur erreichen können. Im Einzelfall genügen sie aber, um eine gewisse Umstimmung und Entlastung in Gang zu bringen, die sich bald positiv auswirkt. Unerwünschte Begleiterscheinungen sind in der Regel bei diesen Arten des Fastens nicht zu erwarten, die weiter vorne genannten Gegenanzeigen müssen aber auch hier beachtet werden.

Gelegentliches Fasten

Das »wilde Fasten« von 1–2 Tagen Dauer ohne einen bestimmten Rhythmus führt zu einer vorübergehenden Gewichtsabnahme und zur kurzen Entlastung des Körpers, Bestand haben diese Wirkungen aber nicht. Der Reiz des Fastens ist zu kurz, um eine tief greifende Umstimmung zu erzielen, wie sie durch Heilfasten angestrebt wird.

Deshalb empfehlen wir solche gelegentlichen Fastentage grundsätzlich nicht. Nur bei akuten Krankheiten (wie Magen-Darm-Katarrhe, fieberhafte Infektionskrankheiten) kann dieses Kurzfasten einmal sinnvoll sein. Darauf kommen wir später noch zurück.

Die Erfahrung lehrt, dass Gelegenheitsfaster später, wenn sie sich schließlich doch einer echten Fastenkur unterziehen wollen (oder müssen), zu Anfang oft eine verminderte Wirksamkeit erleben, ja dass die längere Fastenkur nicht immer zum optimalen Ergebnis führt. Auch das spricht grundsätzlich gegen gelegentliches Fasten ohne festen Plan.

Regelmäßige Fastenschalttage

Die tief greifende Wirkung einer echten Heilfastenkur kann innerhalb von 1–2 Tagen noch nicht eintreten. Deshalb bleiben auch regelmäßige Fastenschalttage in ihrer Wirkung noch recht oberflächlich. Im Gegensatz zum gelegentlichen Fasten kommt hier aber immerhin hinzu, dass man solche Schalttage regelmäßig jede Woche oder zumindest jede 2.–3. Woche (ausnahmsweise auch im 4-wöchigen Abstand) wiederholt und dadurch die Wirksamkeit verstärkt wird. Es ist aber sehr wichtig, die Schalttage wirklich konsequent einzuhalten, bis das Ziel des Fastens erreicht ist, sonst wird man doch wieder zum Gelegenheitsfaster.

Im Vordergrund der Wirkungen solcher regelmäßigen Fastenschalttage steht die allmähliche Normalisierung von Übergewicht und – nach Rückkehr zum Normalgewicht – die Vorbeugung einer erneuten Gewichtszunahme. Dadurch schaltet man einen wichtigen Risikofaktor vieler Krankheiten aus. Ferner erreicht man auch noch eine gewisse Entlastung von Stoffwechsel, Herz, Kreislauf und anderen inneren Organen, die deren Funktionen stärkt und dadurch Krankheiten vorbeugt. Nicht vergessen werden darf die Normalisierung zu hoher Blutdruckwerte, die durch regelmäßige Fastenschalttage zu erreichen ist.

Regelmäßiges Kurzfasten für 1–2 Tage eignet sich am besten zur Gesundheitsvorsorge, weil dadurch Risikofaktoren von Erkrankungen vermindert oder ganz beseitigt werden können. Am besten führt man solche Schalttage immer an den gleichen 1–2 Tagen der Woche durch, für Berufstätige bietet sich dazu das Wochenende an.

Neben strengem Teefasten eignet sich für Schalttage auch das Saftfasten gut.

Kurzfasten bei akuten Krankheiten

Gelegentliches Fasten für 1–3 Tage ist angezeigt bei manchen akuten Krankheiten. Man erreicht dadurch eine vorübergehende Entlastung, die zur Konzentration aller Abwehrregulationen auf Krankheitsursachen führt. Oft signalisiert der Körper selbst durch Appetitmangel, dass er vorübergehend keine feste Nahrung braucht. Das Kurzfasten endet mit der deutlichen Besserung oder Ausheilung der akuten Krankheit. Wenn diese nicht spätestens am 3. Tag des Fastens spürbar gelindert oder ganz ausgeheilt wurde, sollte immer der Therapeut gerufen werden, weil dann die Schwere der Erkrankung wahrscheinlich zusätzliche Arzneimittel erforderlich macht und eine Überwachung des weiteren Krankheitsverlaufs dringend notwendig erscheint. Eine Wiederholung des Kurzfastens nach Ausheilung der Krankheit ist nicht erforderlich.

Das kurze Gelegenheitsfasten aus akutem Anlass empfiehlt sich vor allem bei akuten Magen-Darm-Verstimmungen mit Brechreiz, Erbrechen und Durchfällen, wenn das Allgemeinbefinden nicht von Anfang an so stark beeinträchtigt ist, dass man eine ernstere Krankheit annehmen und sofort den Therapeuten rufen muss. In solchen Fällen gibt man ausschließlich ½–¾ l ungesüßten Kräutertee über den Tag verteilt. Gut eignen sich Kamillen-, Melisse- und Pfefferminztee, die zugleich noch eine spezielle Heilwirkung auf Magen und Darm ausüben.

Stattdessen bewähren sich auch Kuren mit frisch geriebenen rohen Äpfeln oder Karotten ausgezeichnet bei Magen-Darm-Verstimmungen. Allerdings kann man dann nicht mehr von Kurzfasten sprechen, weil feste Nahrungsstoffe zugeführt werden. Gewöhnlich gibt man 1–1,5 kg Äpfel oder Karotten, auf 4–5 Portionen über den Tag verteilt, wobei jede Portion frisch gerieben werden muss.

Auch akute fieberhafte Infektionskrankheiten – insbesondere Erkältung und Grippe – sprechen auf 2- bis 3-tägiges Kurzfasten gut an. Geeignet sind zu diesem Zweck vor allem ½–¾ l Holunder- und/oder Lindenblütentee täglich in mehreren Portionen oder Säfte (vor allem Holundersaft) aus dem Reformhaus oder aus eigener Herstellung, die in 3–6 Portionen mit je 100–150 ml verabreicht werden sollen.

Das Morgenfasten

Diese Form des Fastens wurde im 19. Jahrhundert von dem amerikanischen Mediziner Dr. Dewey eingeführt, errang aber keine allzu große Bedeutung. Man verzichtet dabei auf das Frühstück und trinkt nur Säfte oder Kräutertee. Je nach Appetit kann man dafür das Mittagessen um 1 Stunde vorverlegen. Durch Morgenfasten erzielt man eine gewisse Verringerung der Kalorienzufuhr, sofern man die beim Frühstück eingesparte Nahrungsmenge nicht bei den anderen Mahlzeiten wieder zuführt.

Wichtiger erschien es Dr. Dewey, dass man durch Morgenfasten eine zu frühzeitige Unterbrechung der Stoffwechselvorgänge verhindert, die über Nacht ablaufen und am Morgen beim Frühstück oft noch nicht vollständig abgeschlossen sind.

Andererseits benötigen aber viele Menschen am Morgen ein vollständiges, vollwertiges Frühstück, um den Anstrengungen des Vormittags gewachsen zu sein. Deshalb kann das Morgenfasten auch nicht allgemein empfohlen werden.

Ein Versuch mit Morgenfasten lohnt sich vor allem bei chronischer Müdigkeit am Morgen trotz ausreichendem Schlaf, bei leichtem Übergewicht und bei manchen Stoffwechselstörungen. Ferner kann Morgenfasten bei bestimmten Magenleiden angezeigt sein. Es empfiehlt sich aber, vorher unbedingt die Zustimmung des Therapeuten einzuholen, weil bei anderen Magenleiden zu lange Nüchternheit schädlich wirkt.

Ungeeignet ist der Verzicht auf das Frühstück für Kinder und Jugendliche im Wachstum; sie brauchen unbedingt eine vollwertige Mahlzeit am Morgen, die in Ruhe eingenommen werden sollte. (Allerdings ist das auch ohne bewusstes Morgenfasten oft nicht der Fall, weil es am Morgen in vielen Familien so hektisch zugeht, dass für ein gutes Frühstück überhaupt keine Zeit mehr bleibt.) Auch Erwachsene dürfen keinesfalls auf ein Frühstück verzichten, wenn sie noch am Morgen eine größere Anstrengung erwartet (zum Beispiel eine längere Autofahrt). Schließlich sollten alle Menschen morgens ausreichend frühstücken, deren Blutzuckerspiegel über Nacht zu stark sinkt (auch Zuckerkranke).

Die Nulldiät

Fasten im eigentlichen Sinn bedeutet strikten Verzicht auf Kalorienzufuhr in jeder Form für mindestens 5–7 Tage, im Sanatorium auch für längere Zeit. Durch die Dauer unterscheidet sich eine solche Fastenkur von den einfachen Formen des Fastens, durch den Verzicht auf jegliche Kalorienzufuhr vom Saftfasten, das mit den Getränken eine gewisse (wenn auch reduzierte) Kalorienmenge zuführt.

Kurzfastenkur zu Hause

Die meisten Menschen stellen sich eine Fastenkur ganz falsch vor. Insbesondere gehen sie davon aus, dass sie in dieser Zeit stark vom Hunger geplagt werden. Aber gerade das stimmt nicht. In den ersten 2–3 Tagen verspürt man noch ein stärkeres Hungergefühl, weil der Organismus sich noch nicht vollständig umgestellt hat, danach erlebt man aber, wie der Hunger verschwindet und – wenn man eine wochenlange Fastenkur in einer Klinik durchführt – manchmal gegen Ende der Kur als Signal für die Unterbrechung des Heilfastens wieder stärker auftritt. Negative Vorstellungen von den Entbehrungen, unter denen man beim Fasten »jämmerlich leidet«, sind also immer unbegründet und sollten durch eine positive innere Einstellung überwunden werden.

Die Kurzfastenkur zu Hause dauert 5–7 Tage. Sie eignet sich sehr gut zur Selbsthilfe, hauptsächlich
- zur gründlichen Entschlackung und Entgiftung, die zugleich auch »Kosmetik von innen« darstellt;
- zur Anregung der körpereigenen Abwehrkräfte;
- zum Abbau von mäßigem Übergewicht (4–7 kg);
- zur Vorbeugung vorzeitiger Alterserscheinungen durch Verschlackung der Gewebe und Zellen;
- zur Steigerung der körperlichen und geistigen Leistungsfähigkeit;
- zur allgemeinen Gesundheitsvorsorge, insbesondere auch zur Vorbeugung von Zivilisationskrankheiten.

Vor der Kur sollte nach Möglichkeit immer der Arzt oder Heilpraktiker konsultiert werden, um zu prüfen, ob keine bestehende Krankheit (s. a. Gegenanzeigen des Fastens, S. 22) eine Fastenkur verbietet. Er wird auch im Einzelfall individuelle Ratschläge zur Durchführung der Kur geben oder den Verlauf überwachen. Nur wer mit Sicherheit vollkommen gesund ist und zur Erhaltung seiner Gesundheit fasten will, darf ausnahmsweise auch einmal ohne vorherige Zustimmung des Therapeuten die »kleine Fastenkur« für etwa 5 Tage durchführen.

Die Vorbereitung auf das Fasten beginnt am besten etwa 1 Woche vorher mit einer Veränderung der Essgewohnheiten. Gut bewährt haben sich in der Praxis die folgenden Empfehlungen:

- Gegessen wird nicht mehr aus Gewohnheit zu den üblichen Zeiten, sondern nur dann, wenn man wirklich Hunger verspürt.
- Auf das Frühstück wird möglichst ganz verzichtet (s. Morgenfasten).
- Die vorher vielleicht gewohnten kleinen Zwischenmahlzeiten am Vormittag und/oder Nachmittag und/oder die Knabbereien am Abend entfallen oder werden durch Obst und Rohkostgerichte ersetzt.
- Man isst langsam, in Ruhe und ganz bewusst; nach jedem Bissen legt man das Besteck aus der Hand, kaut gründlich und nimmt erst nach dem Schlucken Messer und Gabel wieder auf.
- Sobald man sich gesättigt fühlt, beendet man die Mahlzeit sofort, auch wenn Reste auf dem Teller bleiben. Am besten nimmt man von vornherein nur eine kleine Portion, die man bestimmt mit Appetit verzehren kann, und schöpft bei Bedarf nochmals nach.
- Alle Genussmittel werden strikt gemieden, das gilt für Nikotin und Alkohol ebenso wie für Kaffee und Süßigkeiten. Wenn man nicht rechtzeitig beginnt, solange man sich noch einen gelegentlichen »Rückfall« leisten kann, fällt der Verzicht während der Kur oft viel schwerer.

Diese Maßnahmen stimmen körperlich und geistig-seelisch auf die Fastenkur ein. So einfach sie auch erscheinen mögen, man darf sie nicht unterschätzen, denn von der richtigen Vorbereitung kann der optimale Erfolg einer Kur abhängen.

Beste Zeit für eine kurze Fastenkur ist für die meisten Menschen wohl der Urlaub. Keine Sorge, er wird dadurch nicht verdorben, sondern kann sogar eine ganz neue Erlebnisqualität erhalten. Auch während einer Fastenwoche kann und soll man ja aktiv bleiben und am Leben teilnehmen, nur überanstrengen darf man sich nicht dabei.

Es spricht aber auch nichts dagegen, die Kur zu einer anderen Zeit durchzuführen. Sie erfordert keine großen Veränderungen des gewohnten Tagesablaufs, und es mangelt auch nicht an Kraft und Energie, um den Anforderungen der meisten Berufe (außer schwere körperliche Arbeit oder besondere Oberbeanspruchung anderer Art) gerecht zu werden. Im Urlaub findet man aber mehr Muße und Entspannung, was wiederum die wichtige geistig-seelische Umstimmung fördert.

Wenn der Zeitpunkt für die Fastenkur festgelegt ist und die Vorbereitungswoche den Entschluss zum Fasten nicht wieder ins Wanken gebracht hat, kann die Kurzkur beginnen. Nach einem Vorfastentag fastet man 5–7 Tage lang und beendet dann mit dem Fastenbrechen. Auf die praktische Durchführung kommen wir später (ab S. 40) noch ausführlich zu sprechen.

Während der Kur können erfahrungsgemäß manche Probleme mit der Umwelt auftauchen, auf die man sich rechtzeitig einstellen muss. Da Fasten vielen, die es noch nicht ausprobiert haben, wie eine Art freiwilliges Martyrium vorkommt, begegnen sie dem Fastenden häufig mit Unverständnis, Bedauern, Mitleid, aber auch mit Ironie und Sarkasmus. Den, der darauf vorbereitet ist, werden solche Reaktionen der Umwelt nicht anfechten. Am besten zieht man sich in sein Zimmer zurück oder begibt sich auf einen längeren Spaziergang, wenn man nicht mit Humor darauf reagieren kann.

Diskussionen und Überzeugungsversuche bringen im Allgemeinen wenig und enden oft nur mit Streit, besonders dann, wenn der Fastende selbst auch heftiger als gewohnt reagiert. Das ist vor allem in den ersten Tagen der Fastenkur möglich, wenn die Umstellung noch nicht abgeschlossen und der Hunger noch deutlicher spürbar ist. Nicht selten schlägt das auf die Stimmung und führt zur ungewohnten Gereiztheit und Launenhaftigkeit.

Verständnis auf beiden Seiten ist notwendig, um solche Krisen zu meistern. Die Umwelt hat den Entschluss zur Fastenkur zu akzeptieren (im Idealfall versteht und unterstützt sie ihn), der Fastende muss verstehen, dass er aus dem Rahmen fällt und deshalb auf gewisse Vorurteile und Verhaltensweisen stößt, die ihn ärgern – aber gerade Ärger sollte man während der Kur aus dem Weg gehen.

Bewährt hat es sich, wenn man sich vor Beginn des Fastens mit den Angehörigen oder anderen Menschen, mit denen man während der Kur häufiger zu tun haben wird, an einen Tisch setzt und ein klärendes Gespräch führt. Dabei sollten folgende Punkte ganz klar herausgestellt werden:

- Der Fastende unterliegt vor allem zu Anfang Stimmungsschwankungen und neigt zur schlechten Laune; das ist nur eine vorübergehende Folge der Kur, die sich aber nicht gegen die Mitmenschen persönlich richtet.
- Fastende neigen dazu sich zurückzuziehen, werden oft auch schweigsamer als gewohnt; auch das geht vorüber und richtet sich nicht gegen die Umwelt.
- Der Fastende nimmt am normalen Tagesablauf der Familie nicht teil, insbesondere nicht an den Mahlzeiten und größeren geselligen Veranstaltungen; er wird auch mit manchen Gewohnheiten während

der Kur brechen, wie Schlaf- und Aufwachzeiten, Freizeitbeschäftigung und anderen. Das ist eine natürliche und erwünschte Reaktion, die das gewohnte Familienleben etwas durcheinander bringen kann, aber kein Dauerzustand.

● Während der Kur läuft der Körper auf »Sparflamme«, das wirkt sich auf viele Tätigkeiten des täglichen Lebens aus; die Umwelt muss darauf Rücksicht nehmen und darf dem Fastenden keine übermäßigen Belastungen zumuten (völlige Schonung ist aber auch falsch).

Eine offene Aussprache über diese 4 Problemkreise mit klaren Vereinbarungen und praktischen Regelungen verhindert bei gutem Willen der Beteiligten, dass es während der Fastenkur zu Konflikten kommt.

Besonders wichtig ist eine Aussprache mit dem Partner, denn es kommt häufig vor, dass er sich während der Fastenkur vernachlässigt fühlt, die gewohnte Zuwendung vermisst und gar ein Erkalten der Gefühle befürchtet. Deshalb wäre es am besten, gemeinsam eine Fastenkur durchzuführen, das wirkt sich vielfach auch sehr positiv auf die geistig-seelische Harmonie aus und kann eine Beziehung wieder beleben. Wenn der Partner nicht vom Fasten zu überzeugen ist – oder aus anderen Gründen nicht daran teilnehmen kann –, muss er in Gesprächen während der Vorbereitungswochen unbedingt erfahren:

● Alle Veränderungen, die während der Fastenkur im Verhalten des fastenden Partners auftreten, sind eine Folge der Kur, haben nichts mit mangelnden Gefühlen zu tun und verschwinden nach der Kur von selbst wieder.

● Fasten führt häufig zu einem vorübergehenden Nachlassen sexueller Bedürfnisse, das gleichfalls nur aus der Kur zu erklären ist und in keinem Zusammenhang zu Gefühlen steht; daran sollten vor allem Männer denken, die häufig überempfindlich auf die sexuelle Zurückhaltung der Frau (nicht nur während einer Fastenkur) reagieren.

● Der Auszug des fastenden Partners aus dem gemeinsamen Schlafzimmer für die Dauer der Kur, seine Zurückhaltung beim Austausch von Zärtlichkeiten und ähnliche auffällige Veränderungen sind Ausdruck der Rücksichtnahme des Fastenden auf den Partner, denn als Folge der Entgiftung kommt es zu unangenehmen Ausdünstungen der Haut und aus dem Mund.

In einer guten Partnerschaft, die von Verständnis, Toleranz und aufrichtigen Gefühlen getragen wird, dürften diese Besonderheiten während der Fastenwoche keine Konflikte heraufbeschwören, wenn man sich gemeinsam darauf vorbereitet hat.

Natürlich kann man all diesen Problemen auch aus dem Weg gehen, indem man sich einfach für eine Woche ganz zurückzieht, zum Beispiel in ein Ferienhaus, eine Ferienwohnung, im Sommer zur Not auch in ein Gartenhaus umsiedelt, wo man vollkommen ungestört bleibt, auf niemanden Rücksicht zu nehmen braucht, einfach lebt, wieder eins mit sich selbst wird und in der Einsamkeit neue Kraft und innere Sammlung schöpft. Wohl fühlen muss man sich in der neuen Umgebung und alle Alltagssorgen zurücklassen, das sind die wichtigsten Voraussetzungen.

Hinzu kommt allerdings noch, dass man auch in diesem Fall wieder auf das Verständnis und die Toleranz des Partners und anderer Angehöriger angewiesen ist. Wer erst nach langen Auseinandersetzungen mit ihnen seinen Kopf schließlich doch noch durchsetzt und weiß, dass er damit seiner Familie auf die Zehen getreten ist, wird kaum die richtige innere Einstellung finden, die mit zum Kurerfolg beitragen muss.

Wer zum ersten Mal eine Fastenkur durchführt, begeht oft den Fehler, sich übermäßig zu schonen. In uns allen steckt eben noch die Vorstellung, dass man nur etwas leisten kann, wenn man genug isst, – eine Vorstellung, die häufig mit zum Übergewicht beiträgt. Der Fastende erhält zwar keine Energie von außen, aber er verfügt über genügend Reserven (wenn nicht, dann darf er nicht fasten), um einige Zeit seinen Energiebedarf von innen zu decken. Selbstverständlich darf man sich während der Fastenkur keine ungewohnten Anstrengungen zumuten, sonst werden die Reserven zu schnell verbraucht, ein ausgewogener Wechsel von mäßiger körperlicher Anstrengung und Erholung ist aber den meisten Fastenden zu empfehlen.

Ausreichend körperliche Bewegung ist schon deshalb erforderlich, weil man nur dadurch den Sauerstoffbedarf des Körpers genügend decken kann. Er nimmt während der Fastenkur zu, denn zur Verbrennung von Schlacken und Giftstoffen ist viel Sauerstoff notwendig.

Was man sich während der Fastenkur an körperlicher Belastung zumuten kann, hängt in erster Linie vom Trainingszustand des Körpers ab. 10 Minuten Waldlauf im leichten Trab fernab von Smog und Lärm eignen sich ausgezeichnet zur Sauerstoffzufuhr – aber natürlich nur dann, wenn man damit nicht erst während der Fastenkur beginnt, sondern schon vorher ausreichend lange trainiert hat. Deshalb wird man gewöhnlich eher andere Sportarten für die Fastenkur auswählen müssen. Gut eignen sich Radfahren, Tennis, flottes Wandern, Schwimmen, im Winter auch Skilanglauf. Ungeeignet sind alle Sportarten, die nicht die Ausdauer fördern, sondern eine kurze plötzliche Kraftentfaltung erfordern.

Außerdem sollte man während der Fastenkur jeden Morgen und Abend unter offenem Fenster oder im Freien etwa 5 Minuten lang Gymnastik betreiben. Später behält man das dann am besten dauernd als Mindestmaß der körperlichen Anstrengung pro Tag bei und steigert entsprechend dem verbesserten Trainingsstand allmählich auf 2-mal 10 Minuten.

Gymnastik und Sport sorgen während der Fastenkur dafür, dass die Muskelkraft erhalten und die Muskulatur nicht mit abgebaut wird.

Zum Abschluss noch ein Wort zum Autofahren während der Fastenwoche. In verschiedenen wissenschaftlichen Untersuchungen wurde nachgewiesen, dass Autofahrer Schwerarbeit leisten – und darauf sollten Faster verzichten. Deshalb der dringende Rat, während der Fastenkur nur öffentliche Verkehrsmittel zu benutzen und auch wieder mehr zu Fuß zu gehen. Die Reaktionsfähigkeit kann während der Fastenkur so vermindert werden, dass man als Autofahrer auf Gefahren evtl. zu spät oder falsch reagiert.

Es gibt zwar keine ähnlichen wissenschaftlichen Untersuchungen zu der Frage, ob eine Fastenkur auch die Fähigkeit zum Bedienen von Maschinen am Arbeitsplatz herabsetzt, auszuschließen ist das aber nicht.

Längeres Heilfasten im Krankenhaus oder Sanatorium

Die Fastenkur in einer Klinik oder im Sanatorium bietet drei wichtige Vorteile:
- Ständige Überwachung des Verlaufs durch erfahrene Therapeuten bei richtiger Versorgung durch Fachpersonal.
- Längere Dauer der Fastenkur mit tief greifenderer Wirkung, die vor allem bei Krankheiten von Bedeutung sein kann.
- Loslösung vom Alltag mit allen Problemen und Konflikten, die bei einer Kurzkur nicht so einfach für eine Woche zur Seite geschoben werden können, deshalb auch bessere seelisch-geistige Umstimmung, die noch durch den Kontakt mit der Gruppe aller Fastenden verstärkt wird.

Die Fastenkur in der Klinik oder im Sanatorium dauert in der Regel 2–3 Wochen, seltener bis zu 4 Wochen. Damit ist zwar oft noch keine vollständige Reinigung erreicht, aber die weitere Ausdehnung des Fastens kommt grundsätzlich nicht infrage, denn nach dem 30. Fastentag beginnt das Verhungern. Der Organismus müsste dann zur Energiegewinnung bald auch gesunde Gewebe und Organe angreifen. Lediglich bei starkem Übergewicht wird eine Fastenkur auch einmal länger als 4 Wochen in der Klinik fortgesetzt. Meist ist es aber auch dann sinnvoller, bei Bedarf 2-mal in einem Jahr für je 3 bis 4 Wochen eine Heilfastenkur zu absolvieren.

Den Zeitpunkt zum Abbruch der Kur bestimmt immer der Therapeut, wenn er nicht schon durch äußere Umstände (etwa Ende des Urlaubs) vorgegeben wird. Dabei helfen oftmals Signale des Körpers, die einen Abbruch nahe legen, wie stärkeres Hungergefühl, deutlicher Rückgang der Beläge auf Zunge und Zähnen und reinere Ausatemluft.

Die Fastenkur in der Klinik sieht meist eine Reihe ergänzender medizinischer Anwendungen vor. Das beginnt schon morgens nach dem Aufstehen mit einer kalten Ganzwaschung des Körpers, die vor allem durchblutungsfördernd und über die Haut ausleitend (entgiftend) wirkt.

Der Vormittag wird ausgefüllt mit Gymnastik, leichten anderen Wasseranwendungen (wie Wassertreten im Freien), Licht- und Luftbädern, Spaziergängen, Entspannungs- und Meditationsübungen sowie Gesprächen. Danach folgt meist eine Mittagsruhe von 2 Stunden, meist kombiniert mit einem Leberwickel. Nachmittag und Abend dienen wiederum leichter körperlicher Bewegung an der frischen Luft, Entspannung, Meditation und Geselligkeit. Gewöhnlich endet der Fasttag zwischen 21 und 22 Uhr.

Neben diesem täglichen Routineprogramm, das oft durch Kurse zur kreativen Gestaltung (wie Malen, Töpfern, Handarbeiten) aufgelockert wird, sieht die Kur noch eine Reihe individuell verordneter Heilverfahren zur Unterstützung des Fastens vor. Dazu gehören vor allem 1–3 medizinische Bäder pro Woche mit natürlichen Zusätzen, Darmbäder, Massagen, Rödern (nach dem Arzt Dr. H. Röder – 1866 bis 1918 – benanntes Verfahren zum Absaugen der Gaumenmandeln, um Giftstoffe und Eiter auszuleiten; kann nur vom Fachmann durchgeführt werden), Atemschulung und Naturheilverfahren, die sich speziell gegen bereits bestehende Risikofaktoren oder Erkrankungen richten. Chemische Arzneimittel kommen grundsätzlich nicht infrage, denn sie lassen sich nicht mit dem Ziel der Entgiftung vereinbaren.

Eine positive Wirkung geht beim Heilfasten in der Klinik oder im Sanatorium schließlich auch noch von der Gruppe aller Fastenden aus. Sie verstärken gegenseitig die Motivationen zum Durchhalten der Kur, bilden gemeinsame Interessen aus, die das Gemeinschaftsgefühl verstärken, und finden nicht selten zu tiefen, auch über die Kur hinaus noch beständigen zwischenmenschlichen Beziehungen, deren Wert für die physische Gesundheit beachtlich ist.

Längere Heilfastenkuren sind insbesondere bei folgenden Risikofaktoren und Krankheiten angezeigt:

- Ausgeprägtes Übergewicht, das durch eine Kurzfastenkur oder regelmäßige Fastenschalttage nicht zufrieden stellend gebessert werden kann, und krankhafte Fettsucht.
- Chronische Erkrankungen des rheumatischen Formenkreises, wie Rheumatismus, Gelenkabnutzung (Arthrose), Gicht, Gelenk- und Bandscheibenschäden.
- Chronische Erkrankungen der Haut, selbst wenn diese auf andere Behandlungsmethoden nicht mehr zufrieden stellend ansprechen, vor allem chronische Entzündungen und Schuppenflechte.

● Chronische Störungen der Durchblutung und deren Folgen, insbesondere Angina pectoris, Arterienverkalkung, Bluthochdruck und Krampfadergeschwüre (offenes Bein).

● Risikofaktoren am Herz-Kreislauf-System, zum Beispiel zu hohe Blutfettwerte und erhöhtes Infarktrisiko.

● Chronische Stoffwechselstörungen, vor allem Zuckerkrankheit im Frühstadium oder beim Vorliegen entsprechender Risikofaktoren zur Vorbeugung.

● Chronische Leberleiden, insbesondere Fettleber und beginnende Leberzirrhose, chronische Schäden an der Bauchspeicheldrüse und hartnäckige Darmentzündungen.

● Allergische Erkrankungen bevorzugt der Haut, aber auch Überempfindlichkeitsreaktionen anderer Organe.

● Unter bestimmten Voraussetzungen auch zur Gesundheitsvorsorge und zum Abbau von Risikofaktoren, wenn dazu eine Kurzkur nicht ausreicht.

Dies sind aber nur die wichtigsten Heilanzeigen einer längeren Fastenkur in einer Klinik oder einem Sanatorium. Im Einzelfall kann der Therapeut die Kur auch noch aus anderen Gründen empfehlen.

Grundsätzlich wird der Arzt oder Heilpraktiker seinen Patienten geeignete Fastenkliniken und -sanatorien nennen. Sie können sich auch bei Ihrer Krankenkasse informieren lassen.

Die Saftfastenkur

Fasten im eigentlichen Sinn kann man durch eine Saftfastenkur nicht, weil dabei Kalorien in Form von Obst-, Gemüse- und Kräutersäften zugeführt werden. Da Säfte aber relativ wenig Kalorien enthalten, bleibt diese Kalorienzufuhr weit hinter der üblichen Ernährung zurück. Man erreicht also in jedem Fall eine Gewichtsabnahme beim Saftfasten. Hinzu kommt, dass Säfte leichter verdaulich sind als feste Nahrung. Deshalb werden während der Kur auch die Verdauungsorgane und der Stoffwechsel spürbar entlastet. Auch wenn die Wirkung nicht so deutlich wie bei der Nulldiät eintritt, reicht sie in vielen Fällen doch vollkommen aus.

Die folgende Tabelle gibt den Nährstoff- und Kalorien(Joule-)gehalt einiger häufig gebrauchter Säfte an. Sie veranschaulicht, dass Saftfasten vom Nährwert her eine ähnlich radikale Umstellung für den Organismus bedeutet, wie sie auch bei der Nulldiät erzielt wird. Deshalb wirkt Saftfasten auch noch ganzheitlich gut umstimmend. Allerdings fällt diese Wirkung etwas milder aus, ist also schonender für Menschen, die dem Umstimmungsreiz des totalen Fastens nicht gewachsen wären.

Nährwerttabelle frischer Obst- und Gemüsesäfte
(Durchschnittswerte)

Saft (100 g)	Nährwertgehalt (in g)			Kalorien	Joule
	Eiweiß	Fett	Kohlenhydrate		
Ananas	0,2	–	10	43	180
Apfel	0,1	–	13	54	226
Aprikosen	0,5	–	11	47	197
Blumenkohl	1	–	4	20	84
Brombeeren	0,6	–	8	35	147
Brunnenkresse	0,2	–	2	9	38
Erdbeeren	0,4	–	7	30	126
Grapefruit	0,4	–	6	26	109
Gurken	0,2	–	2	9	38
Heidelbeeren	0,3	–	12	50	209
Himbeeren	0,4	–	8	34	142
Johannisbeeren					
rot	0,8	–	9	40	167
schwarz	0,8	–	8	34	142
Kirschen	0,6	–	11	47	197
Kohl	0,6	–	5	22	92
Möhren	0,5	0,1	8	36	151
Orangen	0,5	–	6	26	109
Petersilie	1,2	–	5	22	92
Pfirsich	0,6	–	10	45	188
Pflaumen	0,5	–	10	45	188
Rettich	0,3	–	4	19	80
Rote Bete	0,5	–	9	42	176
Sauerkraut	0,1	–	0,2	5	21
Sellerie	1,3	–	4	20	84
Spinat	1,3	–	3	14	59
Stachelbeeren	0,4	–	6	26	109
Tomaten	1	0,2	3	19	80
Trauben	0,4	–	18	75	314
Zitronen	0,2	–	2	10	42
Zwiebel	0,9	0,1	7	34	142

Ein zweiter wichtiger Unterschied zwischen Nulldiät und Saftfasten ergibt sich aus dem hohen Gehalt an Vitaminen, Mineralsalzen und Spurenelementen in den Säften. Diese Vitalstoffe werden mit der üblichen Zivilisationskost meist nur noch unzureichend zugeführt, weil die gewohnte Ernährung zu wenig Frischkost enthält. Bei einer Saftfastenkur wird der Körper förmlich mit Vitalstoffen überschwemmt, die für die Abwehrregulationen, Stoffwechsel-, Nerven- und Organfunktionen unentbehrlich sind. Durch Saftfasten lässt sich also bestehender Vitalstoffmangel beheben.

Darüber hinaus kommt den Mineralsalzen große Bedeutung für die Regulierung des Säure-Basen-Haushalts im Körper zu. Die meisten Körperfunktionen laufen nur dann normal ab, wenn dieser Säure-Basen-Haushalt »stimmt«. Die übliche Ernährung führt bei vielen Menschen aber zu einer Verschiebung nach der sauren Seite, die eine große Zahl von Krankheiten begünstigt und die Nervenfunktionen empfindlich stören kann. Fast alle Säfte sind basenüberschüssig, können also das Säure-Basen-Gleichgewicht wiederherstellen und den im sauren Milieu gereizten Sympathikusnerv beruhigen. Zugleich wird auch eine zusätzliche Abwehrsteigerung erzielt, weil sich bei basenüberschüssiger Kost die zur Abwehr wichtigen Lymphozyten (Art der weißen Blutkörperchen) vermehren.

Schließlich tragen bestimmte Mineralsalze noch mit zur Entschlackung und Entgiftung über die Nieren bei, weil sie die Harnausscheidung erhöhen. Das gilt vor allem für Kalium, das in Säften reichlich vorkommt, während sein Gegenspieler, das Natrium, nur in geringen Mengen in den meisten frischen Säften enthalten ist.

Die folgende Tabelle gibt den Gehalt einiger Frischpresssäfte an wichtigen Vitaminen und Mineralstoffen an.

Verschiedenen Säften kommt darüber hinaus im Einzelfall noch eine spezielle Heilwirkung bei Erkrankungen zu, das gilt vor allem für Kräutersäfte. Darauf gehen wir im praktischen Teil im Kapitel über Wirkung und Anwendungsgebiete verschiedener Säfte ausführlich ein (s. ab S. 92).

Die Saftfastenkur steht dem strengen Fasten an Wirkung kaum nach und eignet sich sehr gut zur Selbsthilfe. In der Regel dauert sie 7–10 Tage. Im Prinzip gelten für die Vorbereitung und Durchführung die gleichen Regeln wie für das totale Fasten, also Vorbereitungswoche, Vorfastentag und Fastenbrechen. Sehr gut bewährt es sich, wenn man in der Woche vor der eigentlichen Kur zur Vorbereitung täglich 300–500 g Saft zu sich nimmt und die feste Nahrungsmenge entsprechend dem Kaloriengehalt der Säfte vermindert. Morgens sollte nach Möglichkeit auf das Frühstück verzichtet werden, stattdessen trinkt man nur 150–200 g Saft. Die anderen Maßnahmen zur Vorbereitung auf die Kur entsprechen denen, die bereits bei der Nulldiät-Kurzkur beschrieben wurden (s. S. 27). Insbesondere sollte man in der Vor-

Tabelle wichtiger Vitalstoffe in frischen Säften
(Durchschnittswerte)

| Saft (100 g) | Mineralsalze (in mg) | | | | Gehalt an wichtigen Vitaminen |
	Kalium	Kalzium	Magnesium	Natrium	
Ananas	120	5	5	0,8	A, C
Apfel	110	6	3	2	B$_6$, C, Ca, Pa, PP
Aprikosen	130	3	5	0,5	B$_6$, C, Ca, Pa, PP
Blumenkohl	320	12	4	10	C, E, Pa
Brombeeren	150	14	18	0,8	C, Ca, PP
Brunnenkresse	240	50	10	12	A, C
Erdbeeren	160	10	8	0,1	C, Ca, PP
Grapefruit	170	7	6	3	C
Gurken	140	10	8	2	A, C
Heidelbeeren	90	10	6	0,3	C, Ca, PP
Himbeeren	130	6	12	1	C, Ca, PP
Johannisbeeren					
rot	220	25	8	0,3	C, Ca, PP
schwarz	260	35	8	2	C, Ca, PP
Kirschen,					
sauer	180	15	8	–	B$_6$, C, CA, Pa, PP
Kohl	200	18	8	10	B$_1$, B$_2$, B$_6$, C, Ca, E, PP
Möhren	300	28	12	25	C, Ca, K
Orangen	180	12	5	0,7	A, B$_6$, C, Pa
Petersilie	295	30	36	105	A, C, E
Pfirsich	130	6	8	0,3	B$_6$, C, Ca, Pa, PP
Rettich	240	10	18	15	B$_1$, C
Rote Bete	210	2	7	90	C, Ca, E
Sauerkraut	180	31	–	10	C, Ca, Milchsäure
Sellerie	200–240	10	6–8	80–90	C, E
Spinat	300	2	4	40	B$_1$, B$_2$, B$_6$, C, Ca, E, K, Pa
Stachelbeeren	200	28	8	2	C, Ca, PP
Tomaten	210	10	8	2	B$_1$, B$_6$, C, Ca, H, K, Pa
Trauben	110	6–7	3	3–4	A, C
Zitronen	110	8	3	2	C, E
Zwiebel	140	12	8	4	C, Ca, E

(Abkürzungen der Vitamine: Ca=Karotine, die Vorstufen des Vitamins A; Pa=Pantothensäure aus der Vitamin-B-Gruppe; alle anderen Vitamine unter ihrer gebräuchlichen Bezeichnung ohne Abkürzungen) bereitungswoche alle Genussmittel meiden und nur noch essen, wenn man tatsächlich Appetit verspürt. Konflikte mit der Umwelt, Stimmungsschwankungen und Gereiztheit können auch während der Saftfastenkur auftreten. Man sollte sich und die Angehörigen rechtzeitig darauf vorbereiten, wie es im Kapitel über Nulldiät besprochen wurde (s. S. 29).

Da die verschiedenen Säfte unterschiedliche Wirkstoffe enthalten und verschiedene Heilanzeigen aufweisen, besteht die Saftfastenkur nie nur aus einem Saft. Vielmehr werden mehrere Säfte ausgewogen miteinander vermischt, was auch der Geschmacksverbesserung dient, und/oder jeden Tag andere Säfte verwendet. Die tägliche Dosis beträgt im Allgemeinen 750 g (= ¾ l). Diese Menge setzt sich in der Regel aus je 300 g Obst- und Gemüsesaft und 150 g Kräutersaft zusammen, einzeln oder miteinander vermischt eingenommen. Die Tagesdosis wird auf 3–5 Portionen verteilt, also jeweils 60–100 g Obst- und Gemüsesaft und 30–50 g Kräutersaft pro Portion. Alle Säfte müssen stets portionsweise frisch zubereitet werden, nie auf Vorrat, sonst büßen sie zu viel an Wirkstoffen ein. Wenn das zu umständlich ist (zum Beispiel bei einer Saftfastenkur ohne Unterbrechung der Arbeit), können stattdessen auch haltbare Säfte aus dem Reformhaus ohne Zucker- und Konservierungszusätze verwendet werden.

Die Heilanzeigen des Saftfastens ähneln denen der Kurzfastenkur. Grundsätzlich kann eine Saftkur zur Entschlackung, Entgiftung, Anregung der Körperabwehr, schonenden Gewichtsabnahme und allgemeinen ganzheitlichen Umstimmung im Rahmen der Gesundheitsvorsorge regelmäßig – etwa als Frühjahrs- und/oder Herbstkur – durchgeführt werden.

Medizinisch wird die 7- bis 10-tägige Kur zu Hause bei folgenden Gesundheitsstörungen empfohlen:

- Leichteres Übergewicht, das noch nicht zum akuten Risikofaktor geworden ist, auf längere Sicht der Gesundheit aber nachhaltig schaden kann.
- Akute fieberhafte Erkrankungen; in solchen Fällen genügen oft 2–3 Tage Saftfasten.
- Akute entzündliche Erkrankungen des Magen-Darm-Kanals; dann verwendet man am besten zuckerarme Gemüse- und gerbende Kräutersäfte.
- Nierenleiden, dann allerdings oft kombiniert mit einleitenden Dursttagen nach fachmännischer Verordnung.
- Störungen des Herz-Kreislauf-Systems, vor allem Arterienverkalkung, Bluthochdruck, Durchblutungsstörungen und Kreislaufschwäche.

- Erkrankungen der Gallenblase und -wege.
- Chronische Erkrankungen im Bereich der Atemwege.
- Akute und chronische Hautausschläge.

Natürlich wird man vor Durchführung einer Saftfastenkur grundsätzlich den Therapeuten konsultieren, der im Einzelfall bei Bedarf besondere Anweisungen erteilt. Lediglich völlig Gesunde können eine Saftfastenkur zur Gesundheitsvorsorge ausnahmsweise auch ohne vorherige Zustimmung des Fachmanns durchführen.

Die Gegenanzeigen des Saftfastens entsprechen weitgehend denen des totalen Fastens. Saftfasten ist also *nicht angezeigt* bei

- allen zehrenden Krankheiten, die zur Abmagerung mit Schwächezuständen führen, wie Tuberkulose und Krebs (Ausnahme: 42-Tage-Kur mit Säften bei Krebs, nie ohne fachmännische Verordnung);
- Funktionsstörungen der Schilddrüse oder der Nebennieren;
- schweren chronischen Infektionskrankheiten;
- akuten und chronischen Lebererkrankungen und Magengeschwüren;
- Zuckerkrankheit (aber zur Vorbeugung geeignet).

Bei manchen der genannten Gegenanzeigen kann der Therapeut eine Fastenkur mit Säften natürlich für richtig halten, grundsätzlich ist sie in diesen Fällen aber nicht angezeigt, da sie entweder wirkungslos bleibt oder die Krankheit sogar verschlimmern kann.

Zum Teil werden Saftfastenkuren auch länger als 10 Tage in der Klinik oder im Sanatorium durchgeführt, zur Selbsthilfe dürfen 10 Tage nicht überschritten werden, wenn nicht der Therapeut ausdrücklich eine längere Dauer verordnet und den Verlauf überwacht.

Fastenkuren als Selbsthilfe

Praktische Anleitungen zu Kurzfasten- und Saftfastenkuren

Kurze Saftfastenkuren eignen sich sehr gut zur Selbsthilfe bei verschiedenen Risikofaktoren und leichteren Gesundheitsstörungen, die weit verbreitet sind. In erster Linie soll die Fastenkur solche Gesundheitsrisiken vermindern oder ganz beseitigen, also eine Wende zur besseren Gesundheit und Lebensfreude bis ins hohe Alter einleiten.

Als Heilmittel muss auch eine Fastenkur (wie jedes andere Heilverfahren) nach bestimmten Regeln durchgeführt werden, sonst kann sie nicht optimal wirken, vielleicht sogar Schaden anrichten.

Die folgenden Grundsätze der Fastenkur zu Hause gelten, wenn der Therapeut, der vorher möglichst konsultiert werden soll, nichts anderes verordnet hat. Sie müssen genau beachtet werden, dann gelingt die Kur.

Wenn während des Fastens unerwünschte Begleiterscheinungen auftreten, muss unverzüglich der Fachmann aufgesucht werden. Er stellt die Ursachen fest und wird entscheiden, ob die Kur wie bisher durchgeführt werden kann, geändert oder unterbrochen werden muss. Bei strikter Einhaltung aller Grundregeln und möglichen individuellen Verordnungen des Therapeuten wird es aber kaum zu solchen Begleiterscheinungen kommen.

Durchführung einfacher Fastenformen

Fastenschalttage und Kurzfasttage bei bestimmten Erkrankungen eignen sich für die meisten Menschen. Sie werden im Allgemeinen gut vertragen und erfordern nicht immer die vorherige Zustimmung des Therapeuten, da ihre Wirkung nicht so deutlich wie beim längeren Fasten ausgeprägt ist. Oft reicht sie aber aus, um im Lauf der Zeit zufrieden stellende Ergebnisse zu erzielen. Bei Bedarf kann zu einem späteren Zeitpunkt immer noch eine Kurz- oder Saftfastenkur durchgeführt werden, um die Wirkung zu verstärken.

Auch das Morgenfasten kann bei regelmäßiger Durchführung zu überzeugenden Wirkungen führen. Die Gegenanzeigen, die auf Seite 22 genannt werden, sind aber unbedingt zu beachten, um jede Gesundheitsgefährdung auszuschließen. Es empfiehlt sich, beim Morgenfasten immer vorher den Rat des Therapeuten einzuholen. Die praktische Durchführung der einfachen Fastenformen wollen wir nun genauer beschreiben.

Der Fastenschalttag

Bei den Fastenschalttagen kommt es ganz entscheidend auf die regelmäßige Durchführung an. Das gelegentliche Fasten ohne jeden Plan nach Lust und Laune bewährt sich nicht. Wer also einmal damit begonnen hat, sollte auch wirklich so lange durchhalten, bis das Ziel erreicht ist.

Gewöhnlich fastet man jede oder jede 2. Woche je 1–2 Tage lang, ausnahmsweise kommen auch Intervalle von 3–4 Wochen zwischen den Schalttagen infrage, das gilt vor allem bei leichterem Übergewicht, das auf diese Weise dauernd unter Kontrolle gehalten werden kann. Für Berufstätige bietet sich das Wochenende an, alle anderen können auch unter der Woche problemlos 1–2 Fasttage einschalten. Wenn man sich einmal für bestimmte Tage entschieden hat, sollte man möglichst bei diesen Tagen bleiben.

Fastenschalttage bedeuten entweder strikten Verzicht auf jegliche Nahrungszufuhr oder Saftfasten. Im ersten Fall sind nur Mineralwasser, ungesüßter Kräuter- und Schwarztee (ohne Milch) erlaubt, beim Saftfasten etwa 750 g Obst-, Gemüse- und Kräutersäfte in 3–5 Portionen. Die Trinkmenge wird wie folgt über den Tag verteilt (auch abhängig vom Durstgefühl):

Totales Fasten

● morgens gleich nach dem Aufstehen	1 Glas Mineralwasser mit Glaubersalz zur Darmreinigung
● nach der Morgentoilette	1 Tasse Rosmarintee (gut zur Kreislaufanregung) oder Schwarztee
● vormittags (je nach Durst)	1–2 Glas Mineralwasser oder 1 bis 2 Tassen Kräutertee
● mittags	1–2 Glas Mineralwasser
● nachmittags (je nach Durst)	1 Tasse Kräutertee (aber keinen Rosmarintee mehr, er regt zu stark an)
● abends (nicht später als 18/19 Uhr)	1–2 Glas Mineralwasser
● vor dem Schlafengehen (zwischen 21/22 Uhr)	1 Tasse Baldrian- oder Melissentee (schlaffördernd)

Eine ausreichende Trinkmenge ist notwendig, damit die Schlacken und Gifte ausgeschwemmt werden können.

Saftfastenschalttage

- morgens gleich nach dem
  Aufstehen
  100 g Gemüsesaft und 50 g Kräutersaft gemischt, dazu Glaubersalz
  zur Darmreinigung

- nach der Morgentoilette
  60 g Obstsaft

- vormittags (je nach Durst)
  60 g Obstsaft

- mittags
  100 g Gemüsesaft und 50 g Kräutersaft gemischt

- nachmittags (je nach Durst)
  60 g Obstsaft

- abends (nicht später als
  18/19 Uhr)
  100 g Gemüsesaft und 60 g Obstsaft
  (getrennt)

- vor dem Schlafengehen
  (zwischen 21/22 Uhr)
  50 g Kräutersaft (schlaffördernde Heilkräu-
  ter), in der gleichen Menge Mineralwasser

Stattdessen kann man die Saftmengen auch anders portionieren, sollte aber insgesamt immer auf je 300 g Obst- und Gemüsesaft und 150 g Kräutersaft am Tag kommen.

Fastenschalttage sollten sich nicht auf Fasten beschränken, sondern möglichst auch in ihrem Ablauf vom üblichen Tagesverlauf positiv abweichen (deshalb eignet sich das freie Wochenende ohne Pflichten am besten). Das beginnt am Morgen beim Aufstehen. Nach Möglichkeit sollte man sich nicht vom Wecker aus dem Schlaf reißen lassen, sondern schlafen, bis man von allein aufwacht. Nach dem Aufwachen entspannt man sich nochmals (am besten durch autogenes Training oder Yoga), dehnt und räkelt sich dann ausgiebig, steht auf und geht für 5–10 Minuten (je nach Leistungsfähigkeit) unters offene Fenster oder ins Freie zur Gymnastik.
Anschließend stellt man sich auf die Waage, notiert das Gewicht, dann geht es unter die Dusche (möglichst kalt beenden) oder ins warme Wannenbad, das mit einer kurzen kalten Abwaschung des ganzen Körpers beendet wird. Die weitere Gestaltung des Tages richtet sich weitgehend nach den persönlichen Vorstellungen und Wünschen. Empfehlenswert ist ein harmonischer Wechsel von körperlicher Anspannung durch Bewegung an der frischen Luft und Entspannung durch Licht- und Luftbäder im Freien, Spiele, Lesen und Hobby. Auf anstrengendere Freizeitbeschäftigungen sollte man an Fastenschalttagen verzichten, das gilt vor allem für Partys und andere Geselligkeiten, die bis tief in die Nacht andauern und meist auch mit Essen und Trinken verbunden sind.
Der Fastenschalttag endet in der Regel abends zwischen 21 und 22 Uhr mit dem Schlafengehen. Wer gewöhnlich später zu Bett geht, sollte die Gele-

genheit nutzen, einmal den zur Erholung besonders wichtigen Schlaf vor Mitternacht nachzuholen.

Zwar ist nach den 1–2 Schalttagen kein Fastenbrechen im eigentlichen Sinn notwendig, es empfiehlt sich aber, am Tag danach eine leichte Kost zu sich zu nehmen und erst danach wieder zur normalen Vollwertkost überzugehen. Auch Fastenschalttage versuchen also, die Gesundheit nicht allein durch Kalorienverzicht, sondern ganzheitlich zu beeinflussen. Nach 2 Tagen wird man sich wohl nicht wie neugeboren fühlen, aber meist doch eine Wirkung verspüren, die durch regelmäßige Wiederholung vertieft wird. Und die Waage wird anzeigen, dass man einige lästige Pfunde ohne nennenswerte Entbehrung verbrannt hat.

Kurzfasten bei Krankheiten

Dieses Fasten ohne festen Plan für 1–3 Tage kommt nur bei Bedarf gegen manche akuten Krankheiten infrage. In erster Linie ist es angezeigt bei akuten Magen-Darm-Verstimmungen, die durch 2 Fasttage fast immer deutlich gebessert werden, und bei fieberhaften Infektionskrankheiten (vor allem Erkältung und Grippe), wenn der Organismus durch Appetitmangel ohnehin anzeigt, dass er vorübergehend keine Nahrung benötigt. Der Nahrungsverzicht fällt den Kranken meist nicht sonderlich schwer.

Kurzfasten ohne fachmännische Zustimmung ist nur dann erlaubt, wenn es sich um eine offensichtlich leichtere Erkrankung ohne stärkere Beeinträchtigung des Allgemeinbefindens handelt. In anderen Fällen muss der Therapeut vorher die Diagnose stellen, nach der sich die weitere Behandlung richtet. Wenn die Fastenkur am 3. Tag nicht spürbar gewirkt hat, muss gleichfalls unbedingt der Arzt oder Heilpraktiker konsultiert werden.

Teefasten für 1–3 Tage ist vor allem bei *akuten fieberhaften Infektionskrankheiten* nützlich. In solchen Fällen eignen sich Holunder- und Lindenblütentee am besten, da sie schweißtreibend (fiebersenkend) und abwehrsteigernd wirken. Die Tagesdosis beträgt 3–5 Tassen Tee und wird in regelmäßigen Abständen über den Tag verteilt eingenommen. Anstelle des Holundertees kann man auch bis zu 750 g Holundersaft in 5 Portionen über den Tag verteilt einnehmen. Bei Bedarf ergänzt man noch durch andere Kräutertees.

Gegen *akute Magen-Darm-Verstimmung* eignet sich Teefasten mit verschiedenen Kräutern, in erster Linie Kamille, Melisse und Pfefferminze, ferner gerbsäurereiche Eichenrinde und desinfizierender, krampflösender Thymiantee. Die Tagesdosis von 3–4 Tassen nimmt man ungesüßt in gleichmäßigen Abständen ein, bei Bedarf ergänzt durch leichten, ungesüßten

Schwarztee ohne Milch, der ebenfalls Gerbsäure enthält, mild anregend wirkt und den Durst stillt.

Unter den Säften bewährt sich bei Magen-Darm-Katarrhen vor allem Heidelbeersaft gut, Tagesdosis 500–750 g in 4–5 Portionen.

Anstelle von Tee und/oder Saft kann man bei Magen-Darm-Erkrankungen mit Durchfall auch geriebene Äpfel oder Möhren verabreichen. Die Tagesdosis beträgt 1–1,5 kg, das entspricht bei Möhren 290–435 Kalorien/1 210–1 820 Joule, bei Äpfeln 480–720 Kalorien/2 010–3 015 Joule. Von Fasten kann man hier also nur noch sehr bedingt sprechen. Aber es kommt auch nicht so sehr darauf an, wie stark die Kalorienzufuhr eingeschränkt wird, sondern hauptsächlich auf die medizinische Wirkung von Äpfeln oder Möhren. Beide bewähren sich ausgezeichnet zur raschen Ausheilung von Magen-Darm-Erkrankungen. Mit Äpfeln erzielte man sogar bei schweren Darminfektionen noch sehr gute und rasche Ergebnisse, allerdings bestimmt in solchen Fällen immer der Therapeut die Behandlung. Selbstbehandlungsversuche sind bei solchen, zum Teil meldepflichtigen Krankheiten strikt untersagt.

Die Apfel- oder Möhrenrohkost wird mit 4–5 Portionen gleichmäßig über den Tag verteilt eingenommen. Jede Portion muss frisch zubereitet werden. Zum Zerkleinern benutzt man eine Glasreibe, auf der Äpfel oder Möhren nicht zu fein geraspelt werden.

Beispiele für Kurzfastentage
Fieberhafte Infektionskrankheiten (Erkältung, Grippe):
Zur Basistherapie Holundersaft und Lindenblütentee, ergänzt durch Hustentee gegen Katarrhe der Atemwege und Kamillen-Thymian-Inhalationen gegen Schnupfen.

Rezept für Hustentee: je 2 Teile Huflattich und Spitzwegerich, je 1 Teil Anis, Bibernelle und Isländisch Moos. Mit 2 Teelöffeln der Mischung pro Tasse kochendes Wasser den Aufguss zubereiten, Tagesdosis 3 Tassen.

Rezept für Lindenblütentee: 1 Teelöffel Lindenblüten mit 1 Tasse kochendem Wasser überbrühen, 10 Minuten ziehen lassen, Tagesdosis 3–6 Tassen.

Rezept für die Inhalation: 4 Teile Kamille, 2 Teile Pfefferminze, 1 Teil Thymian. Mit 4 Teelöffeln der Mischung auf $\frac{1}{4}$ l kochendes Wasser den Aufguss zubereiten, in 1 l kochendes Wasser geben, den Kochtopf mit dem dampfenden Wasser auf einen Tisch stellen und mit einem großen Tuch Kopf, Oberkörper und Topf einhüllen. Die Anwendung dauert 5–10 Minuten; in dieser Zeit atmet man tief durch Nase und Mund. Inhaliert wird 2-mal täglich.

Tagesablauf

- morgens nach dem Aufstehen   1 Tasse Lindenblütentee und 1 Tasse Hustentee
- am Vormittag   Kamillen-Thymian-Inhalation und 150 g Holundersaft
- mittags   1 Tasse Lindenblütentee und 1 Tasse Hustentee
- am Nachmittag   150 g Holundersaft
- abends   1 Tasse Lindenblütentee und 1 Tasse Hustentee
- vor dem Schlafengehen   Kamillen-Thymian-Inhalation

Magen-Darm-Verstimmungen (-Katarrhe):
Zur Basistherapie Kamillentee, ergänzt durch Melissen- und Pfefferminztee. Speziell gegen die Schleimhautentzündung empfehlen sich zusätzlich gerbsäurereiche (entzündungshemmende) Drogen, insbesondere Eichenrinde und der desinfizierende Thymian.

Rezept für Kamillenteemischung: 4 Teile Kamille, 3 Teile Eichenrinde, je 2 Teile Pfefferminze und Thymian, 1 Teil Melisse. Aus 2 Teelöffeln der Mischung auf 1 Tasse kochendes Wasser den Aufguss zubereiten, Tagesdosis 3–4 Tassen in gleichmäßigen Abständen.

Apfel-/Möhrenfasten: Zur Apfelfastkur benötigt man 1–1,5 kg Äpfel. Sie enthalten unterschiedlich hohe Mengen Pektin, das als Geliermittel für den Haushalt wohl bekannt ist. Es bindet im Darm Krankheitserreger und Giftstoffe. In hoher Konzentration kommt Pektin in nicht voll ausgereiften »grünen« Äpfeln vor, bei der Reifung wird es teilweise abgebaut. Deshalb eignen sich zur Apfelfastkur nicht ganz reife Äpfel. Zu unreif dürfen sie aber auch wieder nicht sein, sonst können sie eher schädlich wirken. Anstelle der Äpfel kann man die gleiche Menge Möhren verwenden. Äpfel oder Möhren auf 4–5 Portionen zu je 200–300 g verteilen. Jede Portion unmittelbar vor dem Verzehr frisch auf einer Glasreibe raspeln. Die Portionen nimmt man gleichmäßig über den Tag verteilt ein. Getränke oder andere Nahrungsmittel sind in den ersten beiden Tagen der Kur nicht angezeigt.

Nach Besserung kann ab dem 3. Tag die oben genannte Kamillenteemischung getrunken und innerhalb von 2–3 Tagen wieder die normale Vollwertkost aufgebaut werden. Es empfiehlt sich nicht, nach Abschluss der Kur sofort zur gewohnten Kost überzugehen, sonst drohen Rückfälle (s. a. Fastenbrechen, S. 64).

Das Morgenfasten

Das Fasten am Morgen wirft keine nennenswerten Probleme auf. Diese Maßnahme wirkt sehr mild und schonend. Deshalb kann die spürbare Wirkung auch erst bei kurmäßiger Durchführung erwartet werden.

Allerdings ist Morgenfasten nicht allen Menschen erlaubt, weil der Organismus morgens – nach dem »Fasten« während des Nachtschlafs – oft auf neue Energiezufuhr angewiesen ist. Das gilt vor allem für Kinder und Jugendliche, die nie ohne vollwertiges Frühstück aus dem Haus gehen sollten, und für jene Menschen, die eine körperlich oder geistig anstrengende Arbeit ausüben. Dazu ist unter anderem auch ein ausreichender Blutzuckerspiegel notwendig. Durch Morgenfasten kann er zu weit absinken, und es treten dann erhebliche Beschwerden bis hin zur Ohnmacht auf – am Steuer eines Wagens oder an einer Maschine kann das unter Umständen zu schweren Unfällen führen.

Wegen der Auswirkungen auf den Blutzuckerspiegel ist Morgenfasten auch Zuckerkranken nicht erlaubt.

Grundsätzlich empfiehlt es sich, Morgenfasten nur nach Zustimmung des Therapeuten durchzuführen. Wenn dabei Beschwerden auftreten, muss darauf verzichtet werden.

Es gibt 2 Formen des Morgenfastens:

● strikter Verzicht auf jegliche Kalorienzufuhr (erlaubt sind nur Mineralwasser und Tee);

● verminderte Kalorienzufuhr (im Vergleich zum üblichen Frühstück) durch Säfte.

Beim *strengen Morgenfasten* trinkt man gleich nach dem Aufstehen 1 Glas Mineralwasser, damit die Darmentleerung angeregt wird. Glaubersalz wird nicht hinzugefügt, denn der Darm soll auf Dauer ohne Abführmittel (und seien sie noch so mild) auskommen. Nach der Morgentoilette trinkt man dann 1–2 Tassen Kräuter- oder Schwarztee. Am Vormittag wird keine Zwischenmahlzeit, sondern bei Bedarf nochmals 1 Glas Mineralwasser oder 1 Tasse Tee eingenommen. Das Mittagessen als erste Mahlzeit des Tages kann um 1 Stunde vorverlegt werden.

Vielen Menschen, die morgens an Kaffee gewöhnt sind, fällt es schwer, ohne ihn richtig in Gang zu kommen. Meist deutet das auf eine Kreislaufregulationsstörung (vor allem zu niedriger Blutdruck) hin, die fachmännisch untersucht und bei Bedarf gezielt behandelt werden muss. In solchen Fällen empfiehlt es sich, beim Morgenfasten Rosmarintee zu trinken, der anregend und kreislauffördernd wirkt. Er kann auch nochmals als Getränk am Vormittag verabreicht werden, aber nie nachmittags später als 16/17 Uhr, sonst kann der anregende Effekt abends eventuell den Schlaf stören.

Anstelle von Rosmarintee kann man bei Kreislaufschwäche auch leichten Schwarztee ohne Milch und Zucker trinken. Wer auf Kaffee nicht verzichten will, sollte wenigstens koffein- und röststoffarme Sorten verwenden, die nicht zu stark zubereitet werden dürfen. Auf Milch verzichtet man zum Kaffee nicht, Zucker ist überflüssig.

Als Frühstückstees eignen sich auch andere Kräuter gut, zum Beispiel Hagebutten- oder Früchtetee. Vorsicht ist geboten bei fertigen Frühstückstees, die meist abführende Drogen enthalten. Darauf sollte man verzichten, denn auch die pflanzlichen Abführmittel führen bei längerem Gebrauch zur Gewöhnung und Darmschädigung.

Es empfiehlt sich auch nicht, Kräutertees mit medizinischer Wirkung ständig zum Morgenfasten zu verwenden, beispielsweise monatelang täglich Kamillen-, Pfefferminz- oder Schafgarbentee zu trinken. Grundsätzlich bleiben alle diese Kräutertees immer der Behandlung von Krankheiten vorbehalten. Zum Morgenfasten eignen sie sich nur dann, wenn man häufiger den Heiltee wechselt, um möglichen unerwünschten Begleiterscheinungen vorzubeugen. Länger als 2 Wochen sollte keiner dieser Tees ununterbrochen eingenommen werden, wenn es nicht aus medizinischen Gründen angezeigt ist. Dann steigt man auf einen anderen Kräutertee um.

Hagebutten- und Früchtetee eignen sich aber auch gut zum Dauergebrauch. Zum *Saftfasten am Morgen,* das schon einen großen Teil des Tagesbedarfs an Vitaminen und Mineralsalzen decken kann, verwendet man frisch ausgepresste oder im Reformhaus gekaufte naturreine Obst-, Gemüse- und Kräutersäfte.

Gleich nach dem Aufstehen trinkt man zunächst 1 Glas Mineralwasser ohne Zusatz von Glaubersalz zur natürlichen Darmanregung, nach der Morgentoilette dann etwa 100 g Gemüsesaft, mit 50 g Kräutersaft gemischt. Zur Zwischenmahlzeit am Vormittag gibt man nochmals 100–150 g Obstsaft. Ansonsten entspricht das Morgenfasten mit Säften dem totalen Fasten am Morgen. Grundsätzlich eignen sich alle Säfte je nach Geschmack. Soll mit dem Saftfasten eine gezielte medizinische Wirkung bei bestimmten Erkrankungen erzielt werden, wählt man die Säfte sorgfältig entsprechend dem Heilzweck aus (s. a. Wirkung und Anwendungsgebiete verschiedener Säfte, S. 92).

Beispiele zum Morgenfasten

Totales Morgenfasten:

● nach dem Aufstehen	1 Glas Mineralwasser (aber ohne Zusatz von Glaubersalz)
● nach der Morgentoilette	1–2 Glas ungesüßter Kräutertee (bei Kreislaufschwäche am besten Rosmarintee) oder 1 Tasse Kräutertee und 1 Tasse Schwarztee; stattdessen kann man 1 Tasse Kräutertee und 1 Tasse Kaffee (koffein-, röststoffarm, nicht zu stark) trinken
● am Vormittag (je nach dem Zeitpunkt des Aufstehens zwischen 9 und 10 Uhr)	1 Glas Mineralwasser oder 1 Tasse Kräuter-(bei Bedarf Rosmarin-)tee
● Mittagessen (zwischen 11 und 13 Uhr)	normale Vollwertkost, bei Bedarf (Hungergefühl) um 1 Stunde vorverlegt

Saftfasten am Morgen:

● nach dem Aufstehen	1 Glas Mineralwasser zur Darmanregung (ohne Glaubersalz)
● nach der Morgentoilette	100 g Gemüsesaft mit 50 g Kräutersaft gemischt (je nach Geschmack); bei Bedarf zusätzlich 1 Tasse Kräutertee, Schwarztee oder koffein- und röststoffarmer, nicht zu starker Kaffee (ohne Zucker, mit Milch)
● am Vormittag (je nach dem Zeitpunkt des Aufstehens zwischen 9 und 10 Uhr)	100–150 g Obstsaft; bei Bedarf zusätzlich 1 Tasse Kräuter-(Rosmarin-)tee
● Mittagessen (zwischen 11 und 13 Uhr)	normale Vollwertkost, bei Bedarf (Hungergefühl) um 1 Stunde vorverlegt

Das Morgenfasten wird im Allgemeinen (gute Verträglichkeit vorausgesetzt) mindestens einige Monate fortgesetzt, kann bei Bedarf aber auch zur dauernden Gewohnheit werden, insbesondere Übergewicht vermeiden helfen, sofern man die morgens eingesparten Kalorien nicht bei den anderen Mahlzeiten wieder zuführt.

Die Kurzfastenkur

Die Kurzfastenkur zu Hause dauert 5–7 Tage, hinzu kommt der Vorfasten-tag und das 2-tägige Fastenbrechen, also insgesamt maximal 10 Tage. Den praktischen Ablauf einer solchen Kur wollen wir nun ausführlicher be-schreiben.

Einige der folgenden Empfehlungen sind unabdingbare Voraussetzungen für den Kurerfolg und sollten nur abgeändert werden, wenn der Therapeut es ausdrücklich verordnet. Das gilt für den Vorfastentag, den Ablauf der Fas-tentage und das Fastenbrechen. Andere Ratschläge stellen kein »Muss« dar, sondern geben nur Anregungen, die sich in der Praxis zwar vielfach bewährt haben, aber je nach individuellen Bedürfnissen und Wünschen geändert wer-den können, zum Beispiel die Empfehlungen zur Freizeitgestaltung während der Fastentage.

Praktische Voraussetzungen der Kur

Wer sich entschließt, eine Kurzfastenkur zu Hause durchzuführen, hat dafür im Allgemeinen einen triftigen Grund. Vielleicht sollen lästige Pfunde abge-baut, Risikofaktoren für die Gesundheit verringert, chronische Krankheiten gebessert oder ganz allgemein körperliches Befinden, Leistungsfähigkeit und Stimmung wieder »aufgemöbelt« werden. Vielleicht rät aber auch der Thera-peut zum Heilfasten, oder es gibt andere, ganz persönliche Gründe dafür. Auf die Inhalte solcher Motive kommt es nicht so sehr an, Hauptsache sie sind wichtig und tragfähig genug, um das Durchhalten zu erleichtern.

Da uns positive Vorstellungen und Erwartungen günstiger motivieren als Be-fehle und Zwänge, sollte man sich das Fastenziel vor Beginn der Kur mög-lichst positiv ausmalen. Bildhafte Vorstellungen von der günstigen Verände-rung des Aussehens nach der Kur, wenn man einige Kilo abgenommen hat, wirken viel besser als die »dürre« Erwartung »Ich nehme ab und werde da-durch gesünder«. Sinngemäß gilt das für alle anderen Fastenziele auch.

Gerade in der Anfangszeit der Kur, wenn noch Hunger, Stimmungstiefs, Launen und Konflikte mit der Umwelt auftreten, helfen solche Erwartungen gut über die Schwierigkeiten hinweg. Deshalb sollte man sich vor Kurbeginn unbedingt in eine positive Grundhaltung mit ausreichend starker Motivation versetzen. Wer autogenes Training beherrscht, kann das besonders gut durch positive Selbstbeeinflussung erreichen.

Der Entschluss zum Fasten ist also gefasst, die positive Motivation stark genug. Vor weiteren Vorbereitungen wird jetzt in der Regel ein Gespräch mit dem Arzt oder Heilpraktiker fällig, um zu klären, ob nichts gegen die Fastenkur spricht oder ob besondere Anweisungen zu beachten sind. Nur völlig Gesunde können ausnahmsweise auf diese fachmännische Beratung vor der Kur verzichten, grundsätzlich gehört die Voruntersuchung und Beratung aber unbedingt zur Vorbereitung auf die Kurzfastenkur.

Wenn der Therapeut keine Einwände erhebt, den Entschluss zum Fasten vielleicht noch verstärkt, gilt es als Nächstes zu klären, wann die Kur stattfinden soll. Berufstätige nehmen dazu am besten 1 Woche Urlaub, wenn die Kur nicht überhaupt während des Jahresurlaubs stattfindet, der rechtzeitig eingereicht werden muss. Grundsätzlich kann man während der Kur zwar seiner Arbeit nachgehen, dann treten aber erfahrungsgemäß häufiger Schwierigkeiten auf, und die geistig-seelische Umstimmung gelingt nicht so gut. Nichtberufstätige sollten den geeigneten Zeitpunkt für die Kur mit der Familie abstimmen, denn deren gewohnter Tagesablauf kann während der Fastenwoche etwas durcheinander geraten.

Die Woche vor Beginn der Kur dient der Vorbereitung. Dazu gehört einmal die Veränderung der bisherigen Ernährungs- und Lebensgewohnheiten, ferner das eingehende Gespräch mit dem Partner, Angehörigen und anderen Menschen, mit denen man während des Fastens häufiger zu tun haben wird. Darüber berichteten wir bereits weiter vorne (s. S. 29).

Wenn die Kurzkur außerhalb der gewohnten Umgebung durchgeführt werden soll, muss dies der Familie überzeugend erklärt werden. Bei Bedarf müssen Unterkunft und Reise rechtzeitig geplant und gebucht werden.

Sobald alle diese – und vielleicht noch andere individuelle – Voraussetzungen der Fastenwoche geschaffen sind, steht der Kur nichts mehr im Wege. Je sorgfältiger man sie vorbereitet hat, desto unbeschwerter kann man jetzt an das »Abenteuer« einer ersten Fastenkur herangehen.

Der Vorfastentag

Schon in der Vorbereitungswoche wurden die Ernährungsgewohnheiten verändert, damit der Übergang zum Fasten nicht so schwer fällt. Der Vorfastentag am Beginn der Kur bringt nun eine noch einschneidendere Veränderung mit sich. Die Ernährung am Vorfastentag enthält reichlich Rohkost und gesäuerte Milchprodukte, aber keine Fleischwaren mehr; auch auf Fette wird so weit wie möglich verzichtet. Die Kalorienzufuhr soll auf 1000–1200 Kalorien/4186–5023 Joule beschränkt werden. Als Getränk verwendet man bevorzugt kohlensäure- und kochsalzarmes Mineralwasser (bis zu 1,5 l am Tag), zusätzlich 2–3 Tassen Kräutertee ohne Zucker und 300–500 g Obst-, Gemüse- und Kräutersaft.

Der folgende Kostplan soll als Anregung beispielhaft die Ernährung am Vorfastentag veranschaulichen.

Frühstück:
Gleich nach dem Aufstehen 2 Glas Mineralwasser zur Darmanregung; Bircher-Müsli oder Kollath-Frischkornbrei, dazu 150 g Saft und 1 Tasse Kräutertee.
(240–325 Kalorien/1 005–1 360 Joule)

Vormittag:
150 g Saft.
(60–75 Kalorien/251–314 Joule)

Mittagessen:
grüner Salat mit Joghurt; Kartoffeln aus der Alufolie mit Rohkostplatte; 2 Glas Mineralwasser. (430 Kalorien/1 800 Joule)

Nachmittags:
150 g Saft oder 1 Apfel.
(50–75 Kalorien/209–314 Joule)

Abendessen:
Kräuterquark, 2 Scheiben Knäckebrot (ohne Butter);
1–2 Glas Mineralwasser.
(220 Kalorien/921 Joule)

Vor dem Schlafengehen:
1 Tasse Kräutertee (schlaffördernd, zum Beispiel Baldrian)
– insgesamt 1000–1125 Kalorien/4186–4709 Joule –

Rezepte für den Vorfastentag

Bircher-Müsli
10–20 g (je nach Hunger) Vollkornhaferflocken, 3–5 EL kaltes Wasser, 100–150 g Äpfel oder anderes Obst (je nach Jahreszeit), 1 EL Kondensmilch, Saft von ½ Zitrone, je 1 EL Honig und gehackte Haselnüsse.
Die Haferflocken über Nacht in Wasser einweichen. Am Morgen die Äpfel (oder anderes Obst) waschen, mit Schale und Kernhaus auf einer Glasreibe zerkleinern und mit den Haferflocken und dem Zitronensaft abschmecken, den Honig einrühren und mit den Haselnüssen garnieren.

Kollath-Frischkornbrei

Rezept 1: mit Obst

20 g Weizenvollkorn, 8 EL Wasser, 100 g Äpfel oder anderes Obst (je nach Jahreszeit), 10 g Datteln, Feigen oder Rosinen, 1 EL Honig, 10 g gehackte Mandeln.

Die Weizenkörner abends mit der Schrotmühle oder der grob eingestellten Kaffeemühle zerkleinern und mit 5 Esslöffel Wasser über Nacht einweichen. Das Trockenobst zerkleinern und mit 3 Esslöffel Wasser ebenfalls über Nacht einweichen. Am Morgen den Weizen, die Trockenfrüchte und das Einweichwasser gut vermischen. Die Äpfel (oder anderes Obst) mit Schale und Kernhaus auf einer Glasreibe grob raspeln, mit dem Brei vermischen, den Honig hinzufügen und mit den Mandeln garnieren.

Rezept 2: mit Gemüse

50 g Weizenvollkorn, 100 g Möhren, 50 g Tomaten, 3 EL Magermilchjoghurt, Gewürzkräuter.

Den Weizen wie bei Rezept 1 über Nacht einweichen. Am Morgen die Möhren und die Tomaten waschen, die Möhren grob raspeln und die Tomaten in Stücke schneiden. Beides unter den Brei mischen, den Joghurt hinzufügen und mit den Kräutern abschmecken.

Grüner Salat mit Joghurt

½ Kopfsalat, 3 EL Magermilchjoghurt, 1 EL Magermilch, je 1 TL Kerbel, Kresse und Petersilie (alles fein gehackt), 1 Prise Vollsalz.

Den Salat gründlich waschen, zerteilen, abtropfen lassen oder ausschleudern. Den Joghurt mit der Milch, den Kräutern und dem Salz zur Marinade verrühren. Den Salat auf dem Teller anrichten und die Marinade darüber gießen.

Kartoffeln aus der Alufolie mit Rohkostplatte

2 Kartoffeln (etwa 160 g), 1 TL Keimöl.

Rohkostplatte: einige Kopfsalatblätter, 1 kleiner Rettich, je 50 g Möhren und Mandarinenschnitze, 2 kleine Tomaten.

Soße: ⅓ Becher Magermilchjoghurt, Saft von ½ Zitrone, 1 Prise Vollsalz.

Zum Garnieren: 1 TL gehackte Petersilie.

Soße: 1 EL Magermilch, je 1 Prise Vollsalz und Fruchtzucker.

Zum Garnieren: Streifen von grünem Paprika, 3 Oliven, ½ EL fein gehackte Petersilie.

Die Kartoffeln unter fließendem Wasser abbürsten und abtrocknen. Alufolie etwa 3-mal so groß wie 1 Kartoffel zuschneiden, mit Öl bepinseln, jede Kartoffel nicht zu eng in ein Stück Folie einhüllen und das Folienpäckchen etwa

1 Stunde bei 220 Grad im Backofen garen. In der Zwischenzeit die gewaschenen Salatblätter auf die Platte legen. Den Rettich und die Möhren gründlich unter fließendem Wasser abbürsten, grob raspeln und getrennt voneinander auf die Salatblätter häufen. 8 Mandarinenschnitze im Kreis um den Rettich und die Möhren legen, die Tomaten vierteln und je ein Viertel zwischen 2 Mandarinenschnitze einstecken.

Die Zutaten zur Salatsoße gut verrühren und über den Salat gießen. Die Oliven entkernen und halbieren, zusammen mit den Paprikastreifen und der Petersilie zum Garnieren der Rohkostplatte verwenden.

Kurz vor dem Ende der Garzeit der Kartoffeln den Joghurt mit dem Zitronensaft verrühren und mit dem Salz abschmecken. Die Folienpäckchen aus dem Backofen holen, öffnen und die Kartoffeln so drücken, dass die Schale oben aufplatzt. Die Joghurtsauce darauf verteilen, mit der Petersilie garnieren und zur Rohkostplatte verzehren.

Kräuterquark

100 g Magerquark, je 1 EL Magermilch, Tomatenmark, je 1 Prise Paprika (edelsüß) und Vollsalz, Dill, Kerbel, Kresse, Löwenzahn, Petersilie, Schnittlauch, frisch ausgepresster Saft von 1 Knoblauchzehe.

Den Quark mit der Milch, dem Tomatenmark, dem Salz und dem Paprikapulver gut verquirlen. Die Kräuter fein zerhacken und unter den Quark mischen.

Alles gut verquirlen, mit dem Knoblauchsaft abschmecken und als Brotaufstrich verzehren.

(Diese und zahlreiche andere, zum Teil ebenfalls für den Vorfastentag geeignete Rezepte stammen aus dem Buch »Biologische Ernährung« von Gerhard Leibold, erschienen im gleichen Verlag.)

Der Vorfastentag sollte sich nicht allein auf veränderte Ernährung beschränken, sondern auch geistig-seelisch auf die Fastentage einstimmen. Viele Menschen begehen den Fehler, an diesem Tag noch alles aufarbeiten und erledigen zu wollen, gehen also gehetzt und abgespannt in die Fastenwoche. Das ist eine ungünstige Voraussetzung, weil man den Stress des Alltags mit in die Kur nimmt und die geistig-seelische Umstimmung dadurch verzögert oder verhindert. Zur Erledigung wichtiger Angelegenheiten nutzt man am besten die Vorbereitungswoche, der Vorfastentag sollte zum Schontag werden, an dem man die Anspannung des Alltags langsam ausklingen lässt.

Es empfiehlt sich, am Vorfastentag nochmals ganz deutlich die positive Motivation für die Fastenkur hervorzuheben und sich dadurch in eine günstige Grundeinstellung zu versetzen. Autogenes Training oder andere Entspannungs- und Selbstbeeinflussungstechniken helfen dabei. Nach Möglichkeit wird man morgens gleich nach dem Aufwachen, mittags und abends vor dem Einschlafen Entspannungsübungen mit anschließender Selbstbeeinflussung durchführen; diesen Rhythmus behält man am besten auch während der Fastentage bei.

Außerdem gehört zum Vorfastentag Gymnastik am Morgen und Abend (sofern man damit nicht schon viel früher begonnen hat) und mindestens 1 Stunde Bewegung an der frischen Luft (Spazieren gehen in flottem Schritt, Rad fahren, leichtere Gartenarbeit und Ähnliches).

Der übrige Tag wird nach Belieben so positiv wie möglich gestaltet. Man vermeidet also jede übermäßige Anstrengung und jeden Ärger, lässt sich nicht unter Zeitdruck setzen und wendet sich vielleicht schon einem Hobby zu, für das im Alltag zu wenig Zeit bleibt, das aber jetzt während der Fastenkur verstärkt gepflegt werden soll. Wer während der Kur seinem Beruf nachgeht, wird nochmals mit Kollegen und Vorgesetzten sprechen, um Konflikten während der Fastentage vorzubeugen, der Nichtberufstätige führt ein letztes Gespräch mit den Angehörigen (vor allem mit dem Partner), um Probleme im privaten Bereich zu vermeiden.

Der Vorfastentag sollte – unabhängig von den bisherigen Schlafgewohnheiten zwischen 21 und 22 Uhr enden. Dadurch gewöhnt man sich gleich an die neuen Schlafenszeiten während der Fastentage. Am besten trinkt man zum besseren Einschlafen einen beruhigenden, mild schlaffördernden Kräutertee (Baldrin, Hopfen, Melisse) oder nimmt ein rein pflanzliches Schlafmittel (gut bewähren sich Baldrian-Hopfen-Kombinationen, die rezeptfrei in der Apotheke erhältlich sind). Chemische Schlaf- und Beruhigungsmittel sind nicht angezeigt, da die Fastenkur ja gerade darauf abzielt, die bei vielen Menschen chronische Belastung durch solche chemischen Medikamente wieder abzubauen. Ob andere Arzneimittel gegen bestimmte Krankheiten am Vorfastentag und während der Fastenkur weiter eingenommen werden, kann im Einzelfall nur der Therapeut entscheiden.

Auf jeden Fall müssen am Vorfastentag und während der Fastentage Genussmittel strikt gemieden werden. Nikotin- und Alkoholgenuss ist mit den Zielen einer Fastenkur unvereinbar, auf Kaffee sollte möglichst ebenfalls strikt verzichtet werden. Eine Alternative zum gewohnten Kaffee ist Schwarztee oder der gut kreislaufanregende Rosmarintee. Damit der Genussmittelverzicht nicht so schwer fällt, beginnt man damit bereits in der Woche vor Kuranfang.

Die Fastentage

Jetzt ist es endlich so weit, der 1. Fastentag beginnt. Viele, die zum ersten Mal eine solche Kurwoche absolvieren, blicken ihm mit gemischten Gefühlen entgegen. Neugierde, gepaart mit Skepsis und der Frage »Werde ich wohl durchhalten?« kennzeichnen die häufige innere Einstellung unerfahrener Faster. Bei guter Vorbereitung in der Woche zuvor werden solche Zweifel aber nicht die Oberhand gewinnen, weil die eingeübten positiven Erwartungen, Vorstellungen und Motive nicht zu erschüttern sind.

1. Fastentag

Er wird für viele unerfahrene Faster zum schwierigsten. Zu ungewohnt ist die Situation, zu stark die Skepsis und der Zweifel am eigenen Durchstehvermögen. Aber keine Angst, diese Anfangsschwierigkeiten lassen sich durch Selbstbeeinflussung mit positiven Vorstellungen bald überwinden.

Schon beim Aufwachen am 1. Fastentag sollte man keine Zweifel aufkommen lassen. Am besten schläft man so lange, bis man von allein erwacht und sich wirklich ausgeruht und erholt fühlt. In diesem Zustand gelingt es noch leicht, sich durch positive Vorstellungen auf den 1. Tag »vorzuprogrammieren«. Wer autogenes Training oder Yoga beherrscht, kann sich dadurch besonders gut selbst beeinflussen. Es reicht aber auch, wenn man sich gleich nach dem Aufwachen durch tiefe Bauchatmung und die Vorstellung von Wärme und Schwere im ganzen Körper nochmals richtig entspannt und dabei selbst positiv beeinflusst. (Einfache Entspannungsübungen stellen wir im Kapitel »Ausreichend Schlaf und Entspannung«, S. 79 f., noch vor.)

Nach der Entspannungsübung dehnt und räkelt man sich nochmals ausgiebig und steht dann auf. Der erste Gang führt in die Küche, wo man mindestens 2 Glas zimmerwarmes (nie aus dem Kühlschrank), kohlensäure- und salzarmes Mineralwasser in kleinen Schlucken trinkt.

Danach begibt man sich zum offenen Fenster, auf den Balkon oder ins Freie (je nach Witterung), um 5–10 Minuten lang leichte Gymnastik zu treiben. Sie darf nicht überanstrengen, untrainierte Faster müssen darauf besonders achten. Stattdessen kann man auch einen kurzen Waldlauf absolvieren, sofern man daran schon gewöhnt ist. Er dauert je nach Konstitution und Trainingsstand 10–20 Minuten. Für Untrainierte ist dies nicht erlaubt.

Anschließend geht man zur Morgentoilette ins Bad. Empfehlenswert ist die warme Dusche mit gründlicher Körperreinigung, beendet wird mit einer kurzen kalten Dusche. Nach dem Abfrottieren mit einem groben Tuch (Kreislaufanregung, Hautpflege) massiert man eine gute biologische Körperlotion oder ein Hautöl (beides im Reformhaus erhältlich) in die Haut ein, deren Pflege während der Fastenkur sehr wichtig ist.

Besondere Sorgfalt erfordert die Mund- und Zahnpflege, denn während der Fastenkur kommt es meist zu Mundgeruch als Folge der Entgiftung. Die Zähne werden gründlich geputzt, zur Mundpflege verwendet man ein biologisches Mundwasser aus dem Reformhaus.

Nach der Morgentoilette bereitet man aus 40 g Glaubersalz auf ¾ l lauwarmem Wasser eine Lösung zur gründlichen Darmentleerung zu. Sie wird schluckweise innerhalb von 10–20 Minuten getrunken. Glaubersalzlösung schmeckt nicht sehr angenehm, trotzdem sollte man auf diese Maßnahme nicht verzichten, denn nur so wird der Darm gründlich entleert (Entgiftung, Entschlackung). Bei starkem Widerwillen gegen die Glaubersalzlösung kann man etwas Obstsaft zur Geschmacksverbesserung hinzufügen.

Als Alternative zur Glaubersalzlösung gibt es inzwischen das im Geschmack entschieden verbesserte fertige »F. X. Passage«-Pulver rezeptfrei in der Apotheke. Davon nimmt man 2 Teelöffel in ausreichend lauwarmem Wasser nach Gebrauchsanweisung.

Schließlich kann man stattdessen auch einen Einlauf durchführen, der den Darm rasch und gründlich entleert. Auch dazu stehen verschiedene fertige Arzneimittel zur Verfügung. Auf diese Maßnahme kommen wir später bei der Darmreinigung (s. S. 73) noch ausführlich zu sprechen.

Im Verlauf des Vormittags trinkt man (je nach Durstgefühl) 1–2 Tassen Kräutertee. Bei Kreislaufschwäche empfiehlt sich vor allem der anregende Rosmarintee, ausnahmsweise auch Schwarztee. Kaffee sollte man möglichst strikt meiden, allenfalls 1 Tasse koffein- und röststoffarmer Kaffee mit etwas Milch, aber ohne Zucker, kann erlaubt werden. Als Genussgift widerspricht Kaffee aber dem Ziel der Fastenkur.

Um die Mittagszeit, wenn man gewöhnlich speiste, trinkt man wieder 1 Tasse Kräutertee und 1–2 Glas Mineralwasser, das hilft auch etwas gegen das Hungergefühl.

Am Nachmittag folgt nochmals 1 Tasse Kräutertee und 1 Glas Mineralwasser, abends nimmt man bis spätestens 19 Uhr 1 Tasse warme salzlose Gemüsebrühe (extrem kalorienarm) und 1–2 Glas Mineralwasser zu sich.

Zum Abschluss des 1. Fastentags empfiehlt sich noch 1 Tasse schlaffördernder Baldrian-, Hopfen- oder Melissentee.

Mineralwasser, Tee und Gemüsebrühe nimmt man immer in kleinen Schlucken zu sich, das verbessert ihre Wirkung. Ausreichende Zufuhr von Getränken – vor allem Mineralwasser – ist sehr wichtig, damit Gift- und Schlackenstoffe aus den Geweben ausgeschwemmt und über die Nieren mit dem Urin ausgeschieden werden. Die Tagestrinkmenge kann bis zu 3 l betragen.

Zusammengefasst sieht der 1. Fastentag also wie folgt aus:

● morgens nach dem Aufwachen	Entspannungsübungen im Bett; 2 Glas zimmerwarmes Mineralwasser in kleinen Schlucken; 5–10 Minuten Gymnastik
● nach der Morgentoilette	¾ l Wasser mit 40 g Glaubersalz in 10–20 Minuten trinken; oder stattdessen »F. X. Passage« oder Darmeinlauf
● vormittags	1–2 Tassen Kräuter(Rosmarin-)tee; ausnahmsweise Schwarztee oder 1 Tasse Kaffee (röststoff- und koffeinarm, nicht zu stark)
● mittags	1 Tasse Kräutertee und 1–2 Glas Mineralwasser
● nachmittags	1 Tasse Kräutertee, 1 Glas Mineralwasser
● abends (bis 19 Uhr)	1 Tasse warme Gemüsebrühe und 1–2 Glas Mineralwasser
● vor dem Schlafengehen	1 Tasse schlaffördernder Kräutertee (Baldrian, Melisse u. a.); 5–10 Minuten Gymnastik; lauwarme Ganzwaschung, Mund- und Zahnpflege
● im Bett (vor dem Einschlafen)	Tagesrückblick, Entspannungs- und Selbstbeeinflussungsübungen

– Tagestrinkmenge insgesamt: etwa 2,5 l –

Die allgemeine Gestaltung des 1. Fastentages ist nicht ganz unproblematisch, weil man sich nicht zu viel zumuten darf und außerdem wegen der zu erwartenden mehrmaligen Darmentleerung auch nicht für längere Zeit aus dem Haus gehen kann. Trotzdem muss keine Langeweile aufkommen. Vieles, was im Alltag aus Zeitmangel zu kurz kommt, lässt sich nun in Ruhe erledigen, zum Beispiel Briefe schreiben, ein gutes Buch lesen oder ganz einfach dasitzen, entspannen und die Gedanken ordnen. Die Bewegung darf nicht zu kurz kommen, beschränkt sich wegen der häufigeren Darmentleerungen aber auf kurze Spaziergänge in der Nähe und auf die Gymnastik im Haus. Zur Mittagszeit – vielleicht während die anderen essen – sollte man eine längere Ruhepause einlegen (1–2 Stunden), die mit Entspannungs- und Selbstbeeinflussungsübungen kombiniert wird.

Sehr empfehlenswert ist während der Bettruhe eine warme *Leberauflage,* um dieses während der Fastenkur besonders stark beanspruchte Entgiftungsorgan zu unterstützen. Man benötigt dazu ein Leintuch, das passend 2- bis 6-fach zusammengefaltet wird. Dann taucht man es in heißes Wasser, wringt es leicht aus und legt es so warm wie eben noch verträglich auf die rechte Oberbauchseite. Darüber kommt ein trockenes Leintuch (40–50 cm breit, 120–140 cm lang) und als äußerer Abschluss ein etwas größeres Wolltuch. Diese beiden Tücher werden ganz um den Leib herumgewickelt. Sie reichen etwa von der Mitte des Brustkorbs bis zu den Oberschenkeln.

Die Leberauflage bleibt 1–2 Stunden angelegt. Während der Anwendung sollte man sich warm zudecken und bei Bedarf zusätzlich durch eine Wärmflasche für gute Durchwärmung und Behaglichkeit sorgen.

Den Abend kann man während der Fastenkur vielleicht einmal sinnvoll nutzen, um mit der Familie gute Gespräche zu führen, dem Partner wieder innerlich näher zu kommen, kurzum – einander geistig-seelisch wieder vertrauter zu werden und Gefühle zu beleben. Dadurch färbt die positive Wirkung der Fastenkur dann auf die ganze Familie ab und wird unter Umständen zum Ausgangspunkt vertiefter zwischenmenschlicher Beziehungen und eines neuen Zusammengehörigkeitsgefühls in der Familie, das weit über die Kur hinaus anhält.

Alleinstehende können den Abend auch zur Pflege zwischenmenschlicher Beziehungen nutzen, indem sie Freunde zu sich einladen. Das setzt allerdings voraus, dass diese Verständnis für die Fastenkur aufbringen. Man kann aber auch vieles nachholen, was sonst nach der Hektik des Alltags am Abend zu kurz kommt, z. B. endlich Briefe beantworten, ein gutes Buch lesen, Musik hören; das richtet sich in erster Linie nach dem persönlichen Geschmack. Mancher Alleinstehende nutzt die Abende während der Fastenkur vielleicht auch, um einfach dazusitzen und nachzudenken, neue Lebenspläne zu entwickeln oder alte Enttäuschungen zu verarbeiten. Die geistig-seelische Umstimmung fördert Denkvermögen und Kreativität oft ungemein, und solche Abende werden zu einem Gewinn, der weit über die Fastenkur hinaus fortwirkt.

Zwischen 21 und 22 Uhr endet der 1. Fasttag in der Regel. Empfehlenswert sind zum Ausklang 5–10 Minuten leichte Gymnastik unter geöffnetem Fenster, gefolgt von einer lauwarmen Ganzwaschung des Körpers und gründlicher Mund- und Zahnpflege (wie am Morgen). Dann geht man zu Bett.

Das Einschlafen erleichtert ein schlaffördernder Kräutertee. Vor dem Einschlafen sollte man den Tag noch einmal Revue passieren lassen und die positiven Vorstellungen und Motivationen für den nächsten Tag durch Selbstbeeinflussung während der Entspannungsübungen verstärken.

2. Fastentag

Der 2. Tag beginnt wie der 1. mit Entspannungs- und Selbstbeeinflussungstraining unmittelbar nach dem Aufwachen noch im Bett, danach Gymnastik und gründliche Morgentoilette. Die Körperpflege gewinnt jetzt noch mehr an Bedeutung, weil es als Folge des Fastens zu unangenehmen Ausdünstungen über die Haut kommt.

Danach trinkt man 2 Glas zimmerwarmes Mineralwasser und 1–2 Tassen Kräuter-(Rosmarin-)tee oder ungesüßten Schwarztee. Wenn der Hunger noch sehr stark ist, kann man 1 Apfel (etwa 50 Kalorien) langsam in kleinen Bissen verzehren, nach Möglichkeit sollte man darauf aber verzichten.

Nach der gründlichen Darmentleerung am 1. Tag ist heute keine weitere Darmreinigung fällig, deshalb bietet der 2. Fastentag auch genügend Gelegenheit zur Bewegung im Freien. Am besten geht man vormittags und nachmittags je etwa 1 Stunde flott spazieren, unternimmt ein oder zwei kürzere Ausflüge mit dem Fahrrad oder arbeitet nicht zu schwer im Garten. Geübte Jogger können unbedenklich ihr Lauftraining absolvieren.

Durch die Bewegung an der frischen Luft erhält der Organismus viel Sauerstoff, der zur Verbrennung der Schlacken erforderlich ist. Zugleich wird die Muskulatur, bei vielen Menschen durch dauernde Bewegungsfaulheit verkümmert, wieder gekräftigt. Natürlich reicht eine Fastenwoche nicht aus, um eine gute Kondition zu erzielen, aber es ist immerhin ein Anfang, den man ohne die Fastenkur vielleicht immer wieder hinausgeschoben hätte.

Über den Vormittag verteilt trinkt man 1–2 Glas Mineralwasser und 1 Tasse Kräutertee. Zur Mittagszeit kann die gleiche Menge Flüssigkeit getrunken werden, auf Wunsch aber auch 1 Tasse salz- und fettlose Gemüsebrühe. Danach legt man die schon am 1. Tag gewohnte 1- bis 2-stündige Ruhepause im gut erwärmten Bett ein und stärkt die Leberfunktionen durch eine warme Auflage. Der Nachmittag wird abwechslungsreich durch Bewegung und Freizeitbeschäftigung gestaltet. Gleichmäßig über den Nachmittag verteilt trinkt man 4–5 Glas Mineralwasser, das letzte Glas nicht später als 19 Uhr.

Das Programm am Abend entspricht wieder dem vom 1. Fastentag: also 1 Tasse schlaffördernder Kräutertee, Gymnastik, sorgfältige Körper-, Mund- und Zahnpflege und vor dem Einschlafen im Bett Entspannungsübungen mit Selbstbeeinflussung. Der 2. Fastentag sollte wieder zwischen 21 und 22 Uhr beendet werden.

Zusammengefasst sieht der 2. Tag wie folgt aus:

● morgens nach dem Aufwachen	Entspannungsübungen im Bett; 5–10 Minuten Gymnastik; Morgentoilette; 2 Glas Mineralwasser und 1 bis 2 Glas Kräuter-(Rosmarin-) oder Schwarztee
● vormittags	1–2 Glas Mineralwasser und 1–2 Tassen Kräutertee über den Vormittag verteilt; etwa 1 Stunde Spazierengehen, Ausflug mit dem Fahrrad, Arbeit im Garten oder Jogging
● mittags	1–2 Glas Mineralwasser und 1 Tasse Kräutertee oder salzlose warme Gemüsebrühe; 1–2 Stunden Bettruhe mit Leberauflage
● nachmittags/abends	Bewegung wie vormittags; 4–5 Glas Mineralwasser bis gegen 19 Uhr
● vor dem Schlafengehen	1 Tasse beruhigender Kräutertee; 5–10 Minuten Gymnastik; Körper-, Mund-, Zahnpflege
● im Bett vor dem Einschlafen	Tagesrückblick, Entspannung und Selbstbeeinflussung

– Tagestrinkmenge insgesamt: etwa 2,4 l –

Im Verlauf des 2. Fastentags tritt eine erste spürbare Veränderung als Reaktion auf das Fasten ein. Sie macht sich am Nachmittag und Abend besonders deutlich bemerkbar, wenn der Organismus genügend Sauerstoff getankt hat. Im Vergleich zum 1. Tag und zum Vormittag bessert sich das Allgemeinbefinden, und der Hunger lässt nach. Zwar fühlt man sich noch häufig gereizt und etwas verstimmt, aber das wird durch Entspannungsübungen in Schach gehalten. Dank der ausreichenden Bewegung wird man am Abend eine gesunde Müdigkeit verspüren und gut schlafen.

3. Fastentag

Nach der guten, meist langen Nachtruhe erwacht man am Morgen erholt und fühlt sich recht wohl. Zwar kann noch etwas Hunger bestehen, aber er legt sich im Lauf dieses Tages vollends.

Das Wohlbehagen beim Aufwachen sollte man durch Entspannungs- und Selbstbeeinflussungstraining mit positiven Vorstellungen verstärken und in den beginnenden Tag hinüberretten. Dazu besteht auch Grund, denn an diesem Tag beginnt das Fasten richtig Spaß zu machen. Der Körper hat sich der Situation angepasst und rebelliert nicht mehr, man fühlt sich fit und leistungsfähig, die Gedanken sind klarer geworden, und seelische Schwierigkeiten verblassen.

Das Morgenprogramm nach dem Aufstehen gleicht dem vom 1. Fastentag. Zunächst trinkt man 2 Glas Mineralwasser, dann absolviert man die schon fast zur guten Gewohnheit gewordene Gymnastik, geht unter die Dusche (kalt beenden, gut abfrottieren) und pflegt Mundhöhle und Zähne.

Anschließend folgt der unangenehmere Teil dieses Tags, die erneute gründliche Darmreinigung mit Glaubersalz, »F. X. Passage«-Pulver oder Einlauf. Der Darm enthält nämlich immer noch reichlich Schlacken, die unbedingt ausgeschieden werden müssen.

Das notwendige Übel der Darmreinigung verbietet an diesem Tag wieder längere Spaziergänge. Man gestaltet den Tag so, wie es am 1. Fastentag beschrieben wurde. Gut bewährt es sich, am 3. Fastentag nur Mineralwasser zu trinken, allenfalls am Morgen noch 1–2 Tassen Kräuter- oder Schwarztee zur Anregung. Die Mittagsruhe mit Leberwickel und Entspannungsübungen wird strikt eingehalten, auch das Abendprogramm gleicht dem vom 1. Fastentag.

Folgender Ablauf ist für den 3. Tag vorgesehen:

● morgens nach dem Aufwachen	Entspannungsübungen im Bett; 2 Glas lauwarmes Mineralwasser in kleinen Schlucken; 5–10 Minuten Gymnastik
● nach der Morgentoilette	$\frac{3}{4}$ l Wasser mit 40 g Glaubersalz in 10–20 Minuten trinken; stattdessen »F. X. Passage« oder Darmeinlauf
● vormittags	1–2 Tassen Kräuter-(Rosmarin-) oder Schwarztee und 1 Glas Mineralwasser oder keinen Tee, aber 3 Glas Mineralwasser

● mittags	2 Glas Mineralwasser; 1–2 Stunden Bettruhe mit Leberauflage
● nachmittags/abends	3 Glas Mineralwasser gleichmäßig über die Zeit bis 19 Uhr verteilt
● vor dem Schlafengehen	1 Tasse schlaffördernder Kräutertee; 5–10 Minuten Gymnastik; Körper-, Mund- und Zahnpflege
● im Bett vor dem Einschlafen	Tagesrückblick, Entspannungs- und Selbstbeeinflussungsübungen

– Tagestrinkmenge insgesamt: etwa 2,5 l –

Der 3. Fastentag verläuft im »Schongang« und ist unproblematisch. So wie Körper, Geist und Seele an die Fastenkur gewöhnt wurden, haben sich auch die Mitmenschen darauf eingestellt, und es sind kaum noch Konflikte zu erwarten. Das Hungergefühl ist verschwunden, man fühlt sich leicht und frei, Stimmung und Laune bessern sich zunehmend.
Man beendet den Tag wieder zwischen 21 und 22 Uhr.

4. Fastentag
Jetzt ist das Fasten schon fast zur Routine geworden. Man zweifelt nicht mehr am Durchhaltevermögen, und nach den Erfahrungen der ersten 3 Tage ist man auch von der günstigen Wirkung überzeugt.
Der 4. Kurtag verläuft wie der 2., im Vordergrund steht also ausreichend Bewegung an der frischen Luft, um viel Sauerstoff zu tanken. Dabei wird man spüren, wie sich das körperliche Leistungsvermögen schon gebessert hat. Trotzdem muss jede Überanstrengung vermieden werden, und auf die Bettruhe am Mittag mit Leberwickel darf man nicht verzichten.
Wie am 3. Tag sollte man wieder vorwiegend zimmerwarmes Mineralwasser in kleinen Schlucken trinken, denn es schwemmt die Schlacken besser als Tee aus den Geweben. Allenfalls am Vormittag wird man 1–2 Tassen Kräuter- oder Schwarztee zur Anregung benötigen. Hungergefühl tritt am 4. Tag nicht mehr auf.

Der Tag wird also wie folgt gestaltet:

● morgens nach dem Aufwachen	Entspannungsübungen im Bett; 5–10 Minuten Gymnastik; Morgentoilette; 3 Glas Mineralwasser
● vormittags	1–2 Tassen Kräuter-(Rosmarin-) oder Schwarztee und 1 Glas Mineralwasser oder kein Tee, aber 3 Glas Mineralwasser; etwa 1 Stunde Spaziergang, Ausflug mit dem Fahrrad, Joggen oder Ähnliches
● mittags	2–3 Glas Mineralwasser; 1–2 Stunden Bettruhe mit Leberauflage
● nachmittags/abends	4–5 Glas Mineralwasser bis gegen 19 Uhr
● vor dem Schlafengehen	1 Tasse beruhigender Kräutertee; 5–10 Minuten Gymnastik; Körper-, Mund- und Zahnpflege
● im Bett vor dem Einschlafen	Tagesrückblick, Entspannungs- und Selbstbeeinflussungsübungen

– Tagestrinkmenge insgesamt: etwa 2,3 l –

Der 4. Fastentag sollte gegen 21–22 Uhr wieder möglichst harmonisch ausklingen. Das fällt jetzt nicht mehr schwer, weil man viele Gewohnheiten abgelegt hat und dadurch offener für neue Lebensformen mit mehr Lebensqualität wurde. Man sollte das Wohlbefinden und die Befriedigung an diesem Abend hinüberretten in die Zeit nach der Fastenkur, damit das Leben zukünftig sinnvoller gestaltet wird.

5. Fastentag

Im Allgemeinen ist das der letzte Fastentag, man kann allerdings unbedenklich auch noch 1–2 Tage weiterfasten. Manchem fällt es sogar schwer, das Fasten zu unterbrechen, weil er sich inzwischen so wohl wie schon lange nicht mehr gefühlt hat. Selbst nach 4-wöchigen Fastenkuren im Sanatorium wollen Patienten nicht selten das Fasten fortsetzen – ein Beweis dafür, wie lange wir ohne feste Nahrung auskommen und uns dabei wohl fühlen können. Aber es hilft nichts, die Kurzfastenkur zu Hause endet am 5., spätestens am 7. Tag. Es mag erstaunlich klingen, aber auch am 5. Tag wird wieder eine gründliche Darmreinigung fällig, obwohl man jetzt schon 4 Tage lang keine Nahrung mehr zu sich genommen hat. Der Darm scheidet immer noch Schlacken und Giftreste aus. Erfahrungsgemäß dauert das 6–7 Wochen lang. Deshalb darf man auf diese Prozedur am 5. Fastentag keinesfalls in der Annahme verzichten, dass ja »ohnehin nichts mehr im Darm sein kann«.

Der Tagesablauf entspricht also genau dem 3. Fastentag, daher kann auf eine nochmalige genaue Beschreibung hier verzichtet werden.

6./7. Fastentag

Wenn man nach 5 Tagen das Ziel der Kur noch nicht ganz erreicht hat (zum Beispiel das Körpergewicht noch nicht genügend reduziert wurde oder ganz einfach noch etwas zusätzlich zur Verstärkung der Wirkung getan werden soll), können noch 1–2 Fastentage angehängt werden, mehr aber auf keinen Fall ohne Zustimmung des Therapeuten. Natürlich setzt das auch voraus, dass keine äußeren Umstände (wie Urlaubsende, Termine und Ähnliches) den Abbruch der Kur erfordern. Außerdem kann es unter Umständen zu Konflikten mit der Umwelt kommen, wenn man die Kur anfangs auf 5 Tage begrenzt hat und jetzt plötzlich noch 2 Tage anhängt. Deshalb ist es besser, sich zu Beginn nicht so genau festzulegen und von 5–7 Tagen zu sprechen, das verhindert solche Probleme.

Der Ablauf der verlängerten Kur braucht hier nicht mehr weiter beschrieben zu werden. Der 6. Kurtag entspricht genau dem 4. Fastentag, am 7. (endgültig letzten) Tag verfährt man wie am 3. Tag, nimmt also nochmals eine gründliche Darmreinigung vor.

Der letzte Tag der Fastenkur dient immer auch schon der Vorbereitung auf das Fastenbrechen. Man liest also nochmals genau nach, wie die beiden nächsten Tage ablaufen sollen, und kauft bei Bedarf die notwendigen Lebensmittel für das Fastenbrechen ein.

Das Fastenbrechen

Jede Fastenkur, die länger als 2–3 Tage dauerte, erfordert unbedingt den allmählichen Übergang zur gewohnten vollwertigen Normalkost. Wer diese Grundregel nicht beachtet, riskiert erhebliche Gesundheitsstörungen, die den Erfolg der Fastenkur wieder infrage stellen können.

Im Verlauf der 5- bis 7-tägigen Kur änderten sich verschiedene Körperfunktionen tief greifend. Insbesondere Verdauungsorgane und Stoffwechselfunktionen, beide zuständig für die Verwertung der Nahrung, werden beim Fasten umgestellt und sind nicht sofort wieder in der Lage, Nahrung zu verarbeiten. Sie benötigen noch 2 Schontage, in denen sie sich auf ihre gewohnten Aufgaben vorbereiten können, sonst kommt es zu einem »Schock«, der sich vor allem durch starke Magen-, Darm-, Leber- und Gallenbeschwerden bemerkbar macht, aber auch das Herz-Kreislauf-System beeinträchtigt.

Nach längeren Fastenkuren in der Klinik dauert auch das Fastenbrechen erheblich länger. Man geht von dem Erfahrungswert aus, dass die Aufbaukost nach totalem Fasten rund ¼ der Fastenzeit ausmachen soll, bei 4-wöchigem Fasten also zusätzlich 1 Woche für das Fastenbrechen notwendig ist. Wenn man nach einer langen Fastenkur sofort zur Normalkost übergeht, kann das sogar lebensgefährlich werden. Da solche Kuren aber unter fachmännischer Aufsicht stattfinden, besteht keine Gefahr.

Wir beschränken uns hier darauf, das 2-tägige Fastenbrechen nach der Kurzkur zu beschreiben.

Richtiges Fastenbrechen beginnt bereits mit dem Kauen und Einspeicheln der Nahrung im Mund. Dabei merken viele Faster, dass sich das Heilfasten auch sehr günstig auf ihren Geschmackssinn ausgewirkt hat. Die Speisen schmecken wieder viel intensiver als gewohnt, man benötigt kaum Salz und nur wenige Gewürzkräuter, um den Eigengeschmack der Speisen zu unterstreichen. Diese Wirkung kann man im Alltag erhalten, indem man zukünftig immer sorgfältig kaut und auf das übliche Übersalzen und Überwürzen der Nahrung verzichtet. Dadurch erlebt man eine völlig neue Geschmacksqualität beim Essen. Das Kauen und Einspeicheln der Nahrung im Mund erfolgt am besten nach der Regel des Amerikaners Fletscher (daher auch als »Fletschern« bezeichnet), der empfahl:

Jeder Bissen wird so lange gekaut (mindestens 30-mal) und eingespeichelt, bis er sich fast verflüssigt hat.

So gelangt der Speisebrei dann optimal aufbereitet in den Magen zur weiteren Verdauung. Diese Grundregel sollte man am besten ständig, nicht nur beim Fastenbrechen, beachten.

Gegessen wird langsam, in Ruhe und ganz bewusst, damit man die Speisen auch wirklich genießen kann und rechtzeitig das Sättigungsgefühl spürt. Sobald man sich satt fühlt, hört man sofort auf, denn jeder weitere Bissen ist überflüssig und trägt nur wieder zum Übergewicht bei. Es gibt keinen vernünftigen Grund, den Teller unbedingt leer zu essen, wie vielen Menschen in der Kindheit anerzogen wurde. Allein das Hungergefühl reguliert die Nahrungsaufnahme und schützt im Allgemeinen auch zuverlässig vor Übergewicht. Wer es nicht fertig bringt, Reste auf dem Teller zu belassen, sollte nur eine kleine Portion nehmen und bei Bedarf noch etwas nachschöpfen. Auch diese Empfehlung gilt nicht nur für das Fastenbrechen, sondern sollte zur selbstverständlichen Gewohnheit werden.

So wie die Ernährung am Vorfastentag auf das Fasten vorbereitete, bereiten die beiden Tage des Fastenbrechens auf die Rückkehr zur normalen Vollwertkost vor. Die Ernährung muss leicht verdaulich sein, die Belastung der Verdauungsorgane darf nur allmählich gesteigert werden.

Die folgenden Kostpläne für die beiden Aufbautage nach der Fastenkur müssen nicht genau eingehalten werden, sondern sollen veranschaulichen, wie das Fastenbrechen ablaufen kann. Sinngemäß richtet man sich unbedingt danach.

1. Tag des Fastenbrechens

Die bisherigen Gewohnheiten sollten nicht radikal unterbrochen werden. Man stellt also nicht schon wieder den Wecker (wenn das durch äußere Zwänge nicht geboten ist), sondern erwacht von allein und beginnt mit den Entspannungsübungen, die schon zur guten Gewohnheit geworden sind. Anschließend dehnt und räkelt man sich nochmals ausgiebig, ehe man 5 bis 10 Minuten Gymnastik betreibt und dann die gründliche Morgentoilette durchführt.

Das Frühstück fällt am 1. Tag noch spärlich aus; es besteht aus 1–2 Glas Mineralwasser und 1–2 Tassen Kräuter- oder Schwarztee. Heute darf man dem Tee aber schon etwas Honig hinzufügen. Mehr verkraftet der Organismus am 1. Morgen nach dem Fasten noch nicht.

Das 2. Frühstück besteht aus Apfelkompott (1 mittelgroßer Apfel, gedünstet) und 1 Tasse Kräuter- oder Schwarztee mit etwas Honig.

Zum Mittagessen ist eine leichte Gemüsebrühe ohne Salz und Fett erlaubt (1–2 Tassen), danach hält man die gewohnte Bettruhe mit Leberauflage ein. Als Getränk gibt es zum Mittagessen 2 Glas Mineralwasser.

Nachmittags empfiehlt sich als kleine Zwischenmahlzeit wieder Apfelkompott (1 mittelgroßer gedünsteter Apfel) und 1 Tasse Kräutertee (kein Rosmarin oder Schwarztee – regt zu stark an) mit etwas Honig.

Das Abendessen, bis spätestens 19 Uhr einzunehmen, besteht aus leichter Gemüsebrühe (1 Tasse), 1 Becher Magermilchjoghurt mit Kräutern, 1 Scheibe Knäckebrot, 1 Tasse Kräutertee mit etwas Honig und 1–2 Glas Mineralwasser.

Bis zum Schlafengehen, wie gewohnt wieder zwischen 21 und 22 Uhr, gibt es keine Nahrungsmittel und Getränke mehr. Lediglich die Tasse schlaffördernden Kräutertee darf man noch trinken. Danach folgt die übliche Gymnastik, Körper-, Mund-, Zahnpflege und das Entspannungstraining mit Selbstbeeinflussungsübungen im Bett.

An Kalorien führt der 1. Tag des Fastenbrechens also zu:		
	Kalorien	Joule
maximal 3–4 TL Honig	35– 50	146–209
2 Äpfel (als Kompott)	80–100	325–419
2–3 Tassen Gemüsebrühe	70–100	293–419
1 Becher Magermilchjoghurt	75	314
1 Scheibe Knäckebrot	30	126
insgesamt:	290–355	1215–1486

Hinzu kommen 5–6 Glas Mineralwasser und 4–6 Tassen Kräuter- und Schwarztee (ohne Kalorienberechnung), insgesamt eine Tagestrinkmenge von 1,5–1,8 l.

Die folgende Übersicht fasst nochmals zusammen, wie der 1. Tag des Fastenbrechens ablaufen soll:

● nach dem Aufwachen	Entspannungsübungen; 5–10 Minuten Gymnastik
● nach der Morgentoilette	1–2 Glas Mineralwasser und 1–2 Tassen Kräuter- oder Schwarztee mit etwas Honig
● vormittags	Apfelkompott; 1 Tasse Kräuter- oder Schwarztee mit etwas Honig; Bewegung an der frischen Luft und Freizeitbeschäftigung wie an den Fastentagen ohne Darmreinigung
● mittags	1–2 Tassen leichte Gemüsebrühe; 2 Glas Mineralwasser; 1 bis 2 Stunden Bettruhe mit Leberwickel
● nachmittags	Apfelkompott; 1–2 Tassen Kräutertee mit etwas Honig; Bewegung und Freizeitgestaltung wie vormittags
● abends (bis gegen 19 Uhr)	1 Tasse Gemüsebrühe; 1 Becher Magermilchjoghurt mit Kräutern und 1 Scheibe Knäckebrot; 1 Tasse Kräutertee mit etwas Honig, 1–2 Glas Mineralwasser

● vor dem Schlafengehen	1 Tasse schlaffördernder Kräutertee; 5–10 Minuten Gymnastik; Körper-, Mund- und Zahnpflege
● im Bett vor dem Einschlafen	Tagesrückblick, Entspannungs-- und Selbstbeeinflussungsübungen

Der 1. Tag des Fastenbrechens leitet den Übergang zum normalen Alltag ein, sollte aber keineswegs dazu verführen, wieder alle schlechten, gesundheitsschädlichen Gewohnheiten einreißen zu lassen. Vielmehr empfiehlt es sich, durch positive Selbstbeeinflussung alles, was man während der Fastenkur positiv veränderte – wie rechtzeitiges Schlafengehen, Entspannungstraining, Gymnastik, Bewegung im Freien, Verzicht auf Genussmittel oder zumindest deutliche Verminderung des Konsums und kalorienbewusste gesunde Ernährung –, zu vertiefen, bis es schließlich auch im Alltag ganz selbstverständlich beachtet wird und über die Kur hinaus der Gesundheit dient.

2. Tag des Fastenbrechens

Am letzten Tag der Kurzkur wird der Organismus wieder etwas stärker belastet, damit die Umstellung auf normale Kost am Tag danach reibungslos gelingt. Das gilt nicht nur für die Ernährung, sondern ganz allgemein für den Ablauf des 2. Tages.

Wer im Alltag mit dem Wecker aufstehen muss, tut gut daran, sich jetzt wieder daran zu gewöhnen und nicht mehr zu warten, bis er von selbst erwacht. Nachdem während der Kur ein mögliches Schlafdefizit ausgeglichen wurde, gelingt das Aufstehen jetzt meist viel leichter. (Ausgeprägten »Morgenmuffeln«, die durch äußere Zwänge gegen ihre innere Uhr vorzeitig aufstehen müssen, wird aber auch die Kur nicht viel helfen können, weil ihr Biorhythmus ganz einfach nicht mit der äußeren Zeit übereinstimmt.

Die Gewohnheit, am Morgen Entspannungsübungen mit Selbstbeeinflussung und 5–10 Minuten Gymnastik durchzuführen, behält man unbedingt über die Kurtage hinaus bei. Deshalb wird zukünftig der Wecker um mindestens $\frac{1}{4}$ Stunde früher gestellt, am besten sogar um $\frac{1}{2}$ Stunde, damit auch noch genügend Zeit für die Stuhlentleerung und das geruhsame Frühstück bleibt. Nachdem die Fastenkur alte Gewohnheiten unterbrochen hat, wird das problemlos möglich sein. Damit kein Schlafmangel entsteht, geht man $\frac{1}{2}$ Stunde früher zu Bett.

Eine sorgfältige Morgentoilette wie an den vergangenen Tagen führt man auch am 2. Tag des Fastenbrechens durch.

Zum Frühstück trinkt man zunächst 2 Glas Mineralwasser, dem nochmals eine kleine Dosis Glaubersalz (etwa 5–10 g) oder »F. X. Passage«-Pulver (nach Gebrauchsanweisung) zugefügt wird. Eine gründliche Darmreinigung wie in den Tagen zuvor ist jetzt nicht mehr angezeigt. Zukünftig wird man überhaupt kein Abführmittel mehr einnehmen, sondern durch ballaststoffreiche Ernährung (viel Rohkost, bei Bedarf zusätzlich Leinsamen oder Diätweizenkleie) für regelmäßige Darmentleerung sorgen. Als weiteres Getränk kommen zum Frühstück 1–2 Tassen Schwarztee mit etwas Honig oder je 1 Tasse Malzkaffee mit Milch und 1 Tasse Kräutertee infrage. Außerdem isst man 1–2 Scheiben Knäckebrot mit Kräuterquark und insgesamt maximal 5 g Diätmargarine als Brotaufstrich.

Am Vormittag kann man bei Bedarf (Hungergefühl) 1 Apfel verzehren, der auf einer Glasreibe grob geraspelt wird, und 1–2 Tassen Kräutertee trinken. Außerdem bewegt man sich wieder viel im Freien, um nochmals reichlich Sauerstoff zu tanken. Da keine mehrmalige Darmentleerung an diesem Tag zu erwarten ist, bleibt auch Zeit für längere Wanderungen und Radtouren. Das Mittagessen besteht aus Salat, Kartoffeln und gedünstetem Gemüse, darf aber noch keine Fleischwaren mit tierischem Fett enthalten. Erlaubt zur Umstellung auf die normale Kost sind lediglich Magermilchprodukte, die eine geringe Menge tierisches Fett enthalten. Diese Fettmenge verträgt der Organismus bereits am 2. Tag. Gut verdaulich ist zum Beispiel die folgende Speisenfolge (Rezepte s. S. 71):

Apfel-Sellerie-Salat;
Bouillonkartoffeln mit Möhren-Tomaten-Gemüse aus der Folie;
Ananasjoghurt.

Dazu trinkt man 2–3 Glas Mineralwasser.

Im Anschluss an das Mittagessen wird wieder 1–2 Stunden lang Bettruhe eingehalten und die gewohnte Leberauflage angelegt. In Zukunft wird man auf diese lange Ruhepause verzichten. Es spricht jedoch nichts dagegen, wenn man weiterhin nach dem Essen 5–10 Minuten für Entspannungsübungen freihält, eine gute neue Gewohnheit, auf die man bald nicht mehr verzichten will.

Der Nachmittag dient nochmals ausgiebiger Bewegung im Freien, vielleicht auch der praktischen Vorbereitung auf den beginnenden Alltag. Wenn man Appetit verspürt, kann man 1 Apfel verzehren, gegen den Durst trinkt man 1 Tasse Kräutertee mit etwas Honig und 1 Glas Mineralwasser.

Das Abendessen besteht aus 1–2 Scheiben Knäckebrot mit 5 g Diätmargarine als Aufstrich und Kräuterquark. Dazu verzehrt man 1 Tomate (ohne Salz) und trinkt 2 Tassen Kräutertee. Danach wird nichts mehr gegessen.

Der 2. Tag des Fastenbrechens endet bis gegen 22 Uhr mit Gymnastik, Körper-, Mund-, Zahnpflege, 1 Tasse schlafförderndem Kräutertee und Entspannungsübungen im Bett.

Zusammengefasst sieht der 2. Tag des Fastenbrechens also wie folgt aus:

- nach dem Aufwachen

  Entspannungsübungen;
  5–10 Minuten Gymnastik

- nach der Morgentoilette

  2 Glas Mineralwasser mit etwas Glaubersalz oder »F. X. Passage«

- Frühstück

  1–2 Scheiben Knäckebrot mit maximal 5 g Diätmargarine, Kräuterquark, 1–2 Tassen Schwarztee oder 1 Tasse Malzkaffee und 1 Tasse Kräutertee

- vormittags

  1–2 Tassen Kräutertee und bei Bedarf 1 Apfel (grob geraspelt); Bewegung im Freien

- Mittagessen

  Salat (bspw. Apfel-Sellerie-Salat), Kartoffeln, gedünstetes Gemüse, 2–3 Glas Mineralwasser; 1–2 Stunden Bettruhe mit Leberauflage

- nachmittags

  1 Tasse Kräutertee, 1 Glas Mineralwasser, bei Bedarf 1 Apfel; Bewegung im Freien

- Abendessen

  1–2 Scheiben Knäckebrot mit 5 g Diätmargarine, Kräuterquark und 1 Tomate, 2 Tassen Kräutertee

- vor dem Schlafengehen

  Gymnastik; Körper-, Mund-, Zahnpflege; 1 Tasse schlaffördernder Kräutertee

- im Bett vor dem Einschlafen

  Entspannungs- und Selbstbeeinflussungstraining

Rezepte für den 2. Tag des Fastenbrechens

Kräuterquark
Das Rezept wurde bereits beim Vorfastentag beschrieben (s. S. 53)

Apfel-Sellerie-Salat
1 mittelgroßer Apfel, 100 g Sellerie, 1 EL Magermilchjoghurt, 1 TL Magermilch, je 1 Prise Vollsalz und Fruchtzucker, 1 EL Schnittlauch (fein gehackt).
Den Apfel waschen und entkernen, den Sellerie unter fließendem kaltem Wasser kräftig abbürsten. Den Joghurt, die Milch, das Salz und den Zucker zur Marinade verrühren. Den Apfel auf einer Glasreibe und den Sellerie raspeln, beides unter ständigem Rühren mit der Marinade mischen und mit dem Schnittlauch garnieren.

Bouillonkartoffeln mit Möhren-Tomaten-Gemüse aus der Folie
150 g Kartoffeln, ⅛ l entfettete Bouillon, je 1 Prise Majoran und Vollsalz, 200 g Möhren, 1 TL Diätmargarine.
Zum Garnieren: 1 Tomate, je 1 TL Petersilie und Kerbel (fein gehackt).
Die Kartoffeln waschen, schälen, in Würfel schneiden, in die Brühe geben, mit dem Salz und dem Majoran abschmecken und 20 Minuten kochen.
In der Zwischenzeit die Möhren putzen, waschen, in Scheiben schneiden und auf ein ausreichend großes Stück Alufolie, das mit der Margarine bepinselt wurde, verteilen. Das Folienpäckchen luftdicht, aber nicht zu eng verschließen und für 25–30 Minuten ins kochende Wasser geben. Dann das Päckchen öffnen und die Möhren mit den inzwischen gegarten Kartoffeln auf dem Teller anrichten.
Die Tomate vierteln, mit der Petersilie auf den Möhren verteilen, den Kerbel über die Kartoffeln streuen.

Ananasjoghurt
½ Becher Magermilchjoghurt, 1 EL Magermilch, 50 g Ananas (frisch oder Reformhauskonserve).
Den Joghurt mit der Magermilch sahnig schlagen. Die Ananas in Stücke schneiden, zum Joghurt geben, gut umrühren und auf einem Teller anrichten. (Ananas fördern durch ihren Enzymgehalt die Verdauung.)

Am 2. Tag des Fastenbrechens führt man also folgende Kalorien zu:

	Kalorien	Joule
maximal 3–4 TL Honig	35– 50	146–209
1–2 Äpfel	40–100	167–419
10 g Diätmargarine	76	318
2 Portionen Kräuterquark	322	1348
2–4 Scheiben Knäckebrot	60–120	251–502
Apfel-Sellerie-Salat	80	335
Bouillonkartoffeln mit Möhren-Tomaten-Gemüse	237	992
Ananasjoghurt	131	548
1 Tomate	10– 15	42– 63
insgesamt:	991–1131	4 148–4 734

Hinzu kommen 5–6 Glas Mineralwasser, 6–8 Tassen Kräuter-, Schwarztee und Malzkaffee (ohne Kalorienberechnung), insgesamt eine Tagestrinkmenge von etwa 1,6–2,1 l.

Damit ist die Kurzfastenkur beendet und der Alltag fordert wieder seine Rechte. Man sollte sich aber nicht gleich wieder von der Hektik und den Problemen des Alltags einspannen lassen. Während der Fastenkur lernt man, Ruhe und Gelassenheit zu bewahren, sich positiv selbst zu beeinflussen – Erfahrungen, von denen man auch nach der Kur profitieren kann.
Aber auch bei der Ernährung sollte man nicht wieder in die alten Gewohnheiten verfallen. Die Fastenkur hat gezeigt, wie deutlich Körper, Geist und Seelenleben über die Nahrung beeinflusst werden können. Als Konsequenz daraus empfiehlt sich die grundlegende Reform aller bisherigen Ernährungsfehler mit dem Ziel, sich zukünftig regelmäßig vollwertig zu ernähren und so dem Organismus alle Bau-, Energie- und Vitalstoffe zur Verfügung zu stellen, die er benötigt, um lebenslang störungsfrei zu arbeiten. Nur so kann die Fastenkur zum Ausgangspunkt für ein gesünderes Leben, mehr Lebensfreude und Lebensqualität werden.
Wenn doch einmal neue Risikofaktoren oder eine Gesundheitsstörung auftreten, oder wenn der Alltag die Leistungsfähigkeit, Abwehrkräfte und das seelische Wohlbefinden nach einiger Zeit wieder zu stark »angeknackst« hat, kennt man nun ein Mittel zur raschen, wirksamen Hilfe – die Wiederholung der Fastenkur zu Hause. (Manche Menschen fasten vorbeugend 2- bis 3-mal jährlich, eine gute, grundsätzlich sehr zu empfehlende Gewohnheit.)
Ehe wir uns der Saftfastenkur zuwenden, wollen wir noch einige besonders wichtige Maßnahmen während der Kurzfastenkur ausführlicher untersuchen.

Darmreinigung während der Kur

Darmträgheit gehört zu den verbreitetsten Zivilisationsfolgen und erklärt sich hauptsächlich aus der falschen, ballaststoffarmen Zivilisationskost. Vor allem Frauen leiden häufiger darunter.

Abführmittel können zwar vorübergehend helfen, auf Dauer richten aber alle – auch die angeblich so milden pflanzlichen – erhebliche Schäden an. Andererseits darf man sich mit der Darmträgheit nicht abfinden, denn die Schlacken und Gifte, die zu lange im Darm verweilen, bilden ein ständiges Gesundheitsrisiko. Am Darm selbst können sie zu chronischen Schäden bis hin zum Darmkrebs führen, außerdem beeinflussen sie durch Selbstvergiftung auch den übrigen Organismus.

Die Fastenkur, deren Aufgabe unter anderem in der gründlichen Entgiftung und Entschlackung besteht, bietet eine gute Möglichkeit, den Darm gründlich zu reinigen und ein für allemal von Abführmitteln loszukommen. Da man beim Fasten keine darmanregenden Ballaststoffe zuführen kann, gelingt das allerdings nur durch abführende Salze. Als einfachstes Mittel kennen wir das Glaubersalz, dessen unangenehmer Geschmack aber viele Menschen abschreckt. Als Alternative bietet sich das weiter vorne mehrmals genannte »F. X. Passage«-Pulver aus der Apotheke an, das bei gleicher Wirkung viel besser schmeckt. Eines dieser beiden Mittel muss während der Fastenkur jeden 2. Morgen verabreicht werden. Die Glaubersalzlösung bereitet man mit 40 g Salz auf ¾ l Wasser (zur Geschmacksverbesserung kann man etwas Obstsaft hinzufügen), die »F. X. Passage«-Lösung genau nach Gebrauchsanweisung zu. Die Lösungen sollten innerhalb von 10–20 Minuten getrunken werden. Da sie meist mehrere, oft dünnflüssige Stuhlentleerungen bewirken, kann man an diesen Tagen keine größeren Spaziergänge unternehmen. Unter keinen Umständen dürfen Glaubersalz oder »F. X. Passage«-Pulver ständig zur Stuhlregulierung gebraucht werden!

Eine ähnlich gründliche Darmreinigung bewirken Einläufe (Klistiere). Dazu benötigt man einen Irrigator oder einen Klistierballon, beides im Sanitätsfachgeschäft oder in Apotheken erhältlich. Als Irrigator bezeichnet man ein Gefäß, das die Einlaufflüssigkeit aufnimmt und über einen Schlauch in den Darm leitet, sobald man durch Höherheben einen Falldruck erzeugt. Bei der Klistierspritze, einem Gummiballon, gelangt die Flüssigkeit durch Druck auf den Ballon in den Enddarm.

Das Einlaufrohr wird sorgfältig eingefettet, damit es leichter in den Darm gleitet. Der Fastende legt sich mit leicht angezogenen Knien auf die Seite, dann führt ein Helfer das Einlaufrohr vorsichtig von hinten unten nach vorne oben in den Enddarm ein und schließt es an den höher hängenden Irrigator oder an den Ballon an.

Gewöhnlich genügt ½ – 1 l klares, handwarmes (selten kaltes) Wasser für den Einlauf. Die Wirkung wird verbessert, wenn man etwas Seife (bis das Wasser milchig-trüb wird) oder Glyzerin hinzufügt. In der Apotheke erhält man aber auch spezielle Klistierlösungen, die nach Gebrauchsanweisung angewendet werden, zum Beispiel:

Clyssie Klistier (Firma Schi-wa Arzneimittel, Glandorf)
1X Klysma-Salinisch (Firma Pfrimmer + Co., Erlangen)
Klyxenema salinisch (Firma Ferring GmbH, Kiel)
Practo-Clyss (Firma Schi-wa Arzneimittel, Glandorf)

Im Alltag dürfen Klistiere ebensowenig wie Abführmittel regelmäßig angewendet werden. Bei häufigem Gebrauch schädigen sie die Darmschleimhaut und stören die lebenswichtige Keimbesiedlung (Flora) des Darms.

»Der Tod kommt aus dem Darm«, lehrten schon die alten Ärzte in der Antike, eine Feststellung, die auch heute noch oft gültig ist. Die Fastenkur mit gründlicher Darmreinigung trägt viel dazu bei, die Gesundheitsrisiken, die durch chronische Darmträgheit entstehen, zu verringern.

Hände weg von Genussmitteln

Der Oberbegriff Genussmittel umfasst alles, was nicht der Ernährung dient, sondern aufgrund der Wirkungen auf nervöse Funktionen vor allem einen angenehmen Genussreiz erzeugt. Danach unterscheidet man:

● Relativ harmlose Genussmittel, wie Bouillon, Erfrischungsgetränke, Schokolade, Speiseeis und Ähnliche, die aber nur mäßig verwendet werden dürfen.

● Anregende Genussmittel, wie Kaffee, Schwarztee, Kakao und Colaprodukte; Gesunde können solche Genussmittel – außer Cola – sparsam verwenden.

● Lähmende Genussmittel, insbesondere Alkoholika, die Gesunde gleichfalls in kleinen Dosen und schwacher Konzentration gelegentlich genießen dürfen.

● Gefährliche Genussgifte, wie Tabak und Drogen, deren Gebrauch sich mit gesunder Lebensweise nicht vereinbaren lässt.

Während der Fastenzeit scheiden harmlose Genussmittel von vornherein aus, da man ja keinerlei Nahrung zuführt. Unter den anregenden Genussmitteln kommt allenfalls vormittags schwacher Schwarztee ohne Milch und Zucker infrage, Rosmarintee erfüllt aber meist den gleichen Zweck. Kaffee sollte während der Fastentage möglichst ganz gemieden werden, wenn der Therapeut ihn in seltenen Ausnahmefällen nicht ausdrücklich erlaubt hat. Alle anderen Genussmittel und -gifte lassen sich mit dem Zweck einer Fastenkur – der gründlichen Entgiftung – überhaupt nicht vereinbaren und sind strikt verboten. Das gilt vor allem für Nikotin und Alkohol. Damit der Verzicht darauf nicht so schwer fällt, beginnt man schon in der Vorbereitungswoche, dann steht man die Fastentage leichter durch.

Es nützt aber wenig, während der Fastenkur Genussmittel zu meiden, anschließend aber wie gewohnt wieder viel Alkohol zu trinken, zu rauchen, starken Kaffee, Cola und Süßigkeiten zu missbrauchen. Vielmehr muss die Fastenkur zum Ausgangspunkt für den zukünftigen maßvollen Konsum harmloser, anregender und alkoholischer Genussmittel und für den strikten Verzicht auf alle gefährlichen Genussmittel und -gifte werden, sonst erreicht man lediglich eine vorübergehende Erleichterung und Linderung von Beschwerden ohne dauerhaften Erfolg.

Gymnastik, Bewegung und Atemschulung

Übergewicht und Bewegungsmangel sind die beiden verbreitetsten Risikofaktoren des heutigen Menschen, die sich aus falschen Ernährungs- und Lebensgewohnheiten ergeben. Während das Übergewicht beim Fasten automatisch verringert wird, erfordern die Folgen des Bewegungsmangels zusätzliche Maßnahmen.

Natürlich muss man nicht auf eine Fastenkur warten, ehe man mit Gymnastik und Bewegung beginnt, aber wie oft nimmt man sich das immer wieder vor und hält dann über den Belastungen des Alltags doch nicht durch. Die Fastentage, die radikal mit vielen Gewohnheiten brechen, eignen sich auch gut, um die guten Vorsätze für mehr Bewegung endlich in die Tat umzusetzen. Dazu ist es nie zu spät, man muss sich nur nach der verbliebenen körperlichen Leistungsfähigkeit richten, die durch konsequentes Training allmählich verbessert wird, jede Überanstrengung vermeiden und die Ausdauer, nicht die plötzliche Kraftentfaltung, jeden Tag trainieren.

Wir können an dieser Stelle unmöglich alle geeigneten Formen der Gymnastik und des Sports aufführen, sondern nur einige Grundregeln aufstellen. Es empfiehlt sich, vor der Fastenkur ein Buch zu kaufen, das ausführlich über Gymnastik und Sport informiert.

Unentbehrlicher Bestandteil des Bewegungsprogramms während der Fastenkur (und selbstverständlich von nun an jeden Tag) ist die Gymnastik. Es genügt, täglich morgens und abends je 5–10 Minuten Gymnastik unter offenem Fenster, auf dem Balkon oder im Freien zu absolvieren, um allmählich eine bessere Kondition zu erreichen. Viele Übungen gelingen nicht auf Anhieb, im Lauf der Zeit werden Muskeln und Gelenke aber geschmeidiger, und man kann schließlich alle Übungen problemlos absolvieren.

Das Gymnastikprogramm sollte folgende 4 Übungsarten enthalten:

● *Gelenkübungen zum Training der Beweglichkeit vor allem der großen Gelenke an Armen und Beinen*
Beispiel: Der Übende sitzt auf dem Boden, die Beine gestreckt nebeneinander, die Arme seitlich ausgestreckt. Er hebt ein Bein so weit wie möglich hoch, winkelt es dann im Knie ab und senkt es über das andere Bein, sodass der Fuß außen neben diesem Bein steht. In gleicher Weise führt man das Bein in die Ausgangslage zurück. Die Übung wird 5- bis 10-mal mit jedem Bein durchgeführt.

● *Bauchübungen zur Kräftigung der Bauchdecke*
Beispiel: Der Übende sitzt auf dem Boden, beide Beine sind angewinkelt, die Handflächen ruhen neben dem Gesäß auf dem Boden. Die Arme werden seitlich ausgestreckt, die Beine gleichzeitig nach vorne in die Höhe gestreckt und wieder eingezogen, insgesamt 10-mal. (Man darf sich dabei nicht mit den Händen am Boden abstützen, sonst wird die Bauchmuskulatur nicht ausreichend beansprucht.)

● *Rückenübungen zur Kräftigung der Rückenmuskulatur und zum Training der Wirbelsäule*
Beispiel: Der Übende lässt sich auf Handflächen und Knie nieder, der Rücken hängt locker durch. Während des Einatmens wird der Rücken allmählich gewölbt und ein Bein nach vorne geführt, bis das Knie die Brust berührt. Beim Ausatmen senkt sich der Rücken wieder und das Bein wird nach hinten ausgestreckt, dann kehrt man zur Ausgangsstellung zurück. Die Übung wird mit jedem Bein 5- bis 10-mal durchgeführt.

● *Fußgymnastik zur Kräftigung der Fußmuskulatur und Bänder*
Beispiel: Der Übende sitzt auf dem Stuhl, die Fußsohlen stehen fest auf dem Boden. Nun tippt er abwechselnd mit den Fersen und Zehenspitzen auf den Boden, wobei die Zehen entweder so hoch wie möglich nach oben oder so weit wie möglich nach unten gerichtet werden. Man übt mit jedem Fuß 20-mal.

Neben der Gymnastik kommt regelmäßiger sportlicher Betätigung zur Gesundheitsvorsorge große Bedeutung zu. Die Fastenkur bietet die Gelegenheit, damit wieder anzufangen, ehe der Bewegungsmangel zu ernsteren Gesundheitsschäden führt. Wenn Bewegung erst wieder einmal zur täglichen guten Gewohnheit geworden ist, an der man auch noch Spaß findet, wurde ein großer Schritt zu mehr Gesundheit und Lebensqualität getan.

Sport soll allerdings nie verbissen nur um der Gesundheit willen betrieben werden, auch nicht während der Fastenkur. In erster Linie betrachtet man ihn als gesunde Freizeitbeschäftigung. Deshalb sollte man sich auch nicht von kurzfristigen Moden beeinflussen lassen, sondern die Bewegungsarten auswählen, die persönlich am meisten zusagen. Es gibt zahlreiche Möglichkeiten, sodass jeder ein »maßgeschneidertes« Trainingsprogramm zusammenstellen kann. Einige Grundregeln muss man freilich beachten, damit die Freizeitbeschäftigung nicht nur Spaß macht, sondern auch den Erfolg der Fastenkur unterstützt und später im Alltag die Gesundheit fördert. Die wichtigsten Voraussetzungen sind:

● Regelmäßiges Training jeden Tag oder zumindest 3-mal wöchentlich, während der Fastenkur aber jeden Tag.

● Belastung entsprechend der individuellen Leistungsfähigkeit; für Gesunde gilt (auch während der Fastenkur) die Faustregel: Das Training soll 50–70% des individuellen Leistungsvermögens beanspruchen, erkennbar an der Pulssteigerung auf 180/170 minus Lebensalter. (Diese Faustregel gilt nur für Gesunde, Kranke müssen den Therapeuten fragen.)

● Das Training soll mindestens $\frac{1}{7}$ der gesamten Körpermuskulatur beanspruchen, besser mehr; das erreicht man durch flottes Gehen und Wandern, Skiwandern, Jogging, Tanzen, Laufen auf der Stelle, Radfahren, Schwimmen, aber auch durch Gartenarbeit, um nur einige Beispiele zu nennen.

● Das Training soll keine abrupte Kraftentfaltung erfordern, sondern im harmonischen Wechsel von Anspannung und Entspannung die Ausdauer trainieren.

Während der Fastenkur eignen sich vor allem flottes Gehen, Wandern, Radfahren, an Tagen mit gründlicher Darmreinigung auch Laufen auf der Stelle, Gartenarbeit und kürzere Spaziergänge in die nähere Umgebung. Nach der Kur stellt man sich dann ein abwechslungsreiches, auch der Jahreszeit angepasstes Ausdauertraining zusammen. Die ersten Wirkungen wird man in der Regel schon innerhalb von 2–3 Wochen spüren, im weiteren Verlauf bessert sich die Kondition durch regelmäßiges Training zunehmend, und man beugt auf diese Weise vielen Risikofaktoren und Krankheiten vor.

Empfehlenswert ist es, schon in der Woche vor der Fastenkur mit Sport zu beginnen, damit man bereits einen gewissen Trainingsstand erreicht hat, wenn die Fastentage anfangen. Während der Fastenkur sorgt sportliche Betätigung im Freien vor allem für die ausreichende Sauerstoffversorgung zur Verbrennung von Schlacken.

Im weiteren Sinn gehört auch die Atemschulung während der Fastenkur zur Bewegungstherapie. Gymnastik und Sport führen automatisch zur vertieften Atmung mit besserer Sauerstoffversorgung. Verstärkt wird das durch spezielle Atemübungen. Ihre Aufgabe ist es, die Tiefatmung wieder zur selbstverständlichen Gewohnheit werden zu lassen und die Atemmuskulatur zu stärken. Wie wichtig das für viele Menschen sein kann, zeigt eine Untersuchung, nach der gut 50 % aller Bewohner von Industriestaaten falsch atmen.

Im Rahmen der Atemschulung trainiert man Brust-, Bauch- und Vollatmung. Dabei wird immer durch die Nase eingeatmet und durch den Mund ausgeatmet, am besten gegen den Widerstand der leicht geschlossenen Lippen. Jedem Atemzug folgt eine Atempause. Das Verhältnis von Einatmung zu Ausatmung zu Atempause beträgt bei Gesunden (Kranke müssen den Arzt fragen) 1:2:3.

Zur Atemgymnastik legt man sich am besten entspannt aufs Bett. Geübt wird 2-mal täglich im gut gelüfteten Raum bei offenem Fenster. Es genügt, pro Übung 10 Atemzüge durchzuführen, man darf keinesfalls übertreiben, sonst kann es zu zusätzlichen Atemfehlhaltungen kommen. Die Atemschulung kombiniert man mit Entspannungsübungen. Während der Fastenkur sollte man in den ersten 3–5 Tagen morgens Brustatmung, abends Bauchatmung trainieren, ab dem 4./5. Tag geht man dann zur Vollatmung über, die zukünftig ständig geübt wird.

Brustatmung: Zunächst atmet man so tief wie möglich aus, dann wird langsam tief in den Brustkorb eingeatmet, der sich dabei deutlich heben soll. Dazu benutzt man in der Regel automatisch auch die Atemhilfsmuskulatur des Halses. Der Bauch soll bei der Brustatmung möglichst nicht bewegt werden. Die Brustatmung beeinflusst vor allem das Herz und die Durchblutung gut.

Bauchatmung: Auch dabei atmet man zuerst maximal aus, dann langsam und tief in den Bauch ein, bis er sich deutlich vorwölbt. Die Bauchatmung kräftigt Zwerchfell und Bauchmuskulatur, fördert die Durchblutung der Bauchorgane und die Darmentleerung.

Vollatmung: Wenn Bauch- und Brustatmung gut beherrscht werden, kombiniert man beide Techniken zur natürlichen Vollatmung. Zunächst atmet man dazu tief in den Bauch ein, dann wird er etwas zurückgenommen und zusätzlich tief in die Brust eingeatmet. Bauch und Brust sollen sich dabei deutlich vorwölben. Die Ausatmung erfolgt in der gleichen Reihenfolge, zuerst aus dem Bauch, anschließend ebenso tief aus der Brust.

Atemgymnastik führt durch ständiges Training zur richtigen Atmung in jeder Situation und wirkt sich günstig auf den gesamten Organismus, ja sogar auf das Seelenleben aus. Wer unter organischen Herz- und Lungenkrankheiten oder Atemstörungen anderer Ursachen leidet, darf Atemübungen aber nur (wenn überhaupt) unter fachmännischer Anleitung durchführen.

Ausreichend Schlaf und Entspannung

Gesunde Lebensführung bedeutet harmonischen Wechsel von Anspannung, Entspannung und Schlaf. Diese ausgewogene Mischung von Aktivität und Erholung ist heute bei vielen Menschen empfindlich gestört. Der Stress des Alltags lässt sie auch in der Freizeit nicht mehr los, wirkt bis in den Schlaf und die Träume nach, oft wird auch zu wenig geschlafen, oder der unruhige, kaum erholsame Schlaf wird durch dauernde Einnahme von Schlaf- und Beruhigungsmitteln erzwungen – auf Dauer eine bedenkliche Situation, da chemische Arzneimittel dieser Art zu erheblichen Nebenwirkungen und suchtartiger Abhängigkeit führen können. Die Fastenkur bietet die Chance, ein für allemal Schlafstörungen zu beseitigen und die Entspannung wieder zu erlernen. Diese Möglichkeit sollte unbedingt genutzt und über die Kur hinaus weiterhin konsequent jeden Tag trainiert werden.

Nicht selten treten bei Fastenden nächtliche Einschlaf- und Durchschlafstörungen auf. Sie erklären sich aus den Umstellungen während des Fastens, der verminderten Anspannung und natürlich der Mittagsruhe. Vorbeugend trinkt man deshalb jeden Abend vor dem Schlafengehen 1 Tasse schlaffördernden Baldrian-, Hopfen- oder Melissentee, chemische Arzneimittel sind verboten. Das genügt in der Regel, um 5–7 Stunden ungestört durchzuschlafen. Mehr Nachtschlaf benötigen die meisten Menschen während der Fastenkur nicht, da ja am Mittag noch 1–2 Stunden geschlafen wird.

Wenn es trotzdem während der Fastentage noch zu Schlafstörungen kommen sollte, hilft meist ein kaltes Fußbad (20–30 Sekunden) oder Wassertreten in der Badewanne (kalt, 2–3 Minuten), weil dabei Blut aus den oberen Körperabschnitten in die Beine abgezogen wird. Unter Umständen reagiert der verweichlichte Körper aber nicht gleich richtig auf eine kalte Anwendung; dann führt man ein warmes Fußbad (10–20 Minuten) durch. Schließlich sollte man bei Schlafstörungen nie vergessen, das Schlafzimmerfenster zu öffnen, denn Sauerstoffmangel führt zu unruhigem Schlaf.

Gesund und erholsam schlafen kann man wieder lernen. Den meisten chronischen Schlafstörungen liegen keine organischen Erkrankungen, sondern seelisch-nervöse Ursachen zugrunde. Die bisher genannten Maßnahmen – Kräutertee, Fußbäder und offenes Schlafzimmerfenster –, die man auch nach der Fastenkur unbedenklich beibehalten kann, werden sinnvoll ergänzt durch Entspannungs- und Selbstbeeinflussungsübungen, gleichfalls zur Daueranwendung bestens geeignet.

In erster Linie gehört dazu das dank seines systematischen Aufbaus besonders gut geeignete *autogene Training*. Es besteht aus 6 Übungen, die schrittweise in ungefähr 12 Wochen von der Schwere und Wärme im Arm über Herzberuhigung, Atemübung und Wärme im Bauchraum zur Stirnkühle mit völliger Entspannung des gesamten Körpers führen. Wer diesen Zustand erreicht hat, kann sich danach auch gut positiv selbst beeinflussen.

Am besten erlernt man autogenes Training rechtzeitig vor Beginn der Fastenkur, es ist aber auch möglich, mit der ersten Übung während des Fastens zu beginnen und dann konsequent weiter zu üben. Autogenes Training wird erfahrungsgemäß bald zur guten, lebenslang beibehaltenen Gewohnheit, hilfreich bei einer Vielzahl körperlicher und seelischer Probleme. Erlernt wird die Methode im Einzel- oder Gruppenkurs beim Therapeuten, im Gruppenunterricht an einer Volkshochschule, nach einer Tonkassette, Schallplatte oder nach einem guten Buch. (Interessierten empfehlen wir das Buch von Rolf Faller »Autogenes Training«, Falken Verlag, 1998.)

Eine andere bewährte Form der Entspannung und Selbstbeeinflussung ist die uralte indische Yoga-Technik, als »West-Yoga« den Bedürfnissen des Europäers angepasst. Sie kann ebenfalls nach einem Buch, einer Tonkassette oder Schallplatte erlernt werden, am besten aber in einem Kurs unter fachmännischer Anleitung, wie ihn heute viele Volkshochschulen durchführen. Im Vergleich zum autogenen Training bietet Yoga keine nennenswerten Vorteile. Reste von fernöstlichen Bräuchen muten dem Menschen des europäischen Kulturkreises oft fremdartig an. Grundsätzlich empfiehlt sich deshalb bevorzugt autogenes Training.

Wer sich nicht zum Entspannungstraining nach einer dieser Methoden entschließen kann, sollte wenigstens einfache Entspannungsübungen während der Fastenkur und bei Bedarf auch danach durchführen, die an keinen bestimmten Trainingsplan gebunden sind.

Am besten entspannt man sich morgens vor dem Aufstehen und abends vor dem Schlafengehen im Bett. Dazu eignen sich Vorstellungen von Schwere und Wärme im ganzen Körper, wie sie durch das autogene Training vermittelt werden. Anschließend kann man sich ebenfalls positiv beeinflussen. Wichtig ist bei solchen Übungen immer, dass geduldig abgewartet wird, bis sich die Entspannung aufgrund der Vorstellungen einstellt. Es nützt nichts, die Entspannung zu wollen, denn jede Willensanstrengung steht ihr entgegen. Je mehr man sich einfach gehen lässt, desto rascher entspannen sich Körper, Geist und Seele. Allerdings wird man durch einfache Entspannungsübungen selten die gleiche Wirkung wie durch das systematisch aufgebaute autogene Training erreichen können. Es lohnt sich also, diese Methode zu erlernen, um die Umstimmung während der Fastenkur zu vertiefen und danach im Alltag möglichst lange zu erhalten.

Die Saftfastenkur

Saftfasten unterscheidet sich vom totalen Fasten am augenfälligsten durch die Zufuhr einer – wenn auch relativ geringen – Kalorienmenge mit den Säften.

Außerdem dauert die Kurzkur zu Hause länger als beim totalen Fasten. Zum Teil werden Saftfastenkuren auch mehrere Wochen lang in Sanatorien und Kliniken durchgeführt; im Folgenden beschränken wir uns aber auf die zur Selbsthilfe geeignete Kurzkur über 8–10 Tage. Sie sollte durch die beim totalen Fasten beschriebene Vorbereitungswoche eingeleitet werden, dann folgen Vorfastentag, 8–10 Fastentage und das Fastenbrechen.

Auch wenn die Saftfastenkur nicht ganz so tief greifend wie totales Fasten wirkt, empfiehlt es sich doch, vorher die Erlaubnis des Therapeuten einzuholen. Er kann im Einzelfall die Saftmenge verringern oder erhöhen und bei Bedarf bestimmte Säfte – insbesondere therapeutisch gezielt wirksame Kräutersäfte – verordnen.

Der Tagesbedarf an Säften

Trotz der Kalorienzufuhr soll Saftfasten noch eine Fastenkur darstellen. Deshalb ist die erlaubte Zufuhr an Säften, in der Regel auf 750 g (ml) am Tag beschränkt, wenn der Therapeut im Einzelfall nichts anderes verordnet.

Diese Saftmenge genügt nicht, um die Gewebe ausreichend zu entschlacken, sollte wegen der Kalorien aber nicht eigenmächtig erhöht werden. Der restliche Flüssigkeitsbedarf, der während der Fastenkur bis zu 3 l am Tag betragen kann, wird durch kohlensäure- und kochsalzarme Mineralwässer und Kräutertee gedeckt. Viele Säfte können mit Mineralwasser zu gleichen Teilen (selten auch mit 2–3 Teilen Mineralwasser) verdünnt werden.

Wichtig ist eine ausgewogene Zusammenstellung der täglichen Saftmenge, da die verschiedenen Obst-, Gemüse- und Kräutersäfte sehr unterschiedliche Wirkstoffe enthalten. Als Mindestanforderung gilt: Man trinkt jeden Tag zumindest je 1 Obst-, Gemüse- und Kräutersaft.

Dabei empfehlen sich erfahrungsgemäß folgende Dosierungen besonders gut:

300 g Obstsaft, 300 g Gemüsesaft und 150 g Kräutersaft, jeweils verteilt auf 3–5 Portionen.

Manche Säfte können zur Geschmacksverbesserung miteinander vermischt werden (vor allem Gemüse- und Kräutersäfte), andere vertragen sich geschmacklich nicht miteinander und werden deshalb nacheinander getrunken. Damit die verschiedenen Wirkstoffe nicht auf einmal den Organismus überfluten, der sie dann unter Umständen überhaupt nicht richtig verwerten kann, empfiehlt sich die folgende Verteilung über den Tag:

● morgens
● vormittags
● mittags
● nachmittags
● abends
} jeweils 60 g Obstsaft, 60 g Gemüsesaft und 30 g Kräutersaft (wenn die Saftmenge auf 3 Portionen verteilt wird, jeweils 100 g Obst-/Gemüsesaft und 50 g Kräutersaft)

Natürlich ist auch eine andere Verteilung möglich, zum Beispiel morgens und abends je 150 g Obstsaft, vormittags, mittags und nachmittags je 100 g Gemüsesaft und 50 g Kräutersaft; aber auch dann sollten die einzelnen Saftarten auf mindestens 2 verschiedene Portionen verteilt werden. Die oben genannte Verteilung bewährt sich praktisch am besten, weil sie übersichtlich aufgebaut ist.

Man kann im Verlauf der Saftfastenkur jeden Tag die gleichen 3 Saftarten (zum Beispiel Apfel-, Sauerkraut- und Petersiliensaft) trinken. Unter Umständen ist das nützlich, wenn den verschiedenen Säften eine spezielle therapeutische Wirkung zukommt. Richtet sich die Saftkur aber gegen allgemeine Beschwerden oder dient der Gesundheitsvorsorge, dann empfiehlt es sich, mehrmals während der Kur (täglich oder jeden 2.–3. Tag) einen oder mehrere neue Säfte zu trinken; selbst innerhalb eines Tages kann man zu jeder Portion andere Obst-, Gemüse- und Kräutersäfte verwenden, das gestaltet den Tag dann auch abwechslungsreicher und überschwemmt den Organismus mit einer Vielzahl von verschiedenen Wirkstoffen. (Im Kurplan für 10 Tage geben wir später noch Anregungen dazu.)

Zur Geschmacksverbesserung lassen sich die einzelnen Saftportionen aus verschiedenen Säften mischen. Gut vertragen sich Kombinationen aus mehreren Obst- oder Gemüsesäften und aus Gemüse- mit Kräutersäften, man kann aber auch manche Obstsäfte mit Gemüse- und/oder Kräutersäften mischen. In erster Linie ist das eine Frage des persönlichen Geschmacks.

Die ausgewogene Zusammenstellung des Tagesbedarfs an Säften allein garantiert noch keinen optimalen Kurerfolg. Entscheidend kommt es darauf an, wie die Säfte hergestellt und eingenommen werden.

Trinken ist eigentlich nicht der richtige Ausdruck für die Einnahme der Säfte während der Fastenkur. Sie dürfen nicht in großen Schlucken, sondern nur in ganz kleinen Mengen zugeführt werden. Dabei verfährt man wie bei einem guten Wein, der einige Zeit im Mund förmlich »gekaut« wird. Dadurch vermischt sich der Saft mit Speichel und wird gut auf die weitere Verwertung vorbereitet.

Noch besser ist es oft, den Saft tee- oder esslöffelweise einzunehmen, das verbessert auch bei empfindlichen Menschen die Verträglichkeit.

Grundsätzlich kommen zur Saftfastenkur nur portionsweise frisch zubereitete Säfte infrage. Allerdings lässt sich das nicht immer verwirklichen. Dann verwendet man schonend stabilisierte (haltbar gemachte) Säfte aus dem Reformhaus, die weder Zucker- noch Konservierungsmittelzusätze enthalten und aus biologisch angebauten Pflanzen stammen. Das Fachpersonal im Reformhaus wird gerne über die am besten geeigneten Säfte beraten.

Selbstverständlich verwendet man auch für die selbst zubereiteten Säfte nur Pflanzen aus biologischem Anbau, die es in Reformhäusern und schon auf vielen Wochenmärkten gibt, und fügt keinen Zucker hinzu. Wer einen eigenen Garten besitzt, hat die besten Möglichkeiten, frisch geerntete Pflanzen sofort zur Saftkur zu verwenden. Kräuter kann man selbst in der freien Natur ernten oder zum Teil im Garten anbauen, das setzt aber einige Grundkenntnisse voraus.

Zur Saftherstellung eignen sich nur Früchte und Gemüse einwandfreier Qualität ohne Schorf, Schimmel, Wurmbefall und andere äußerlich erkennbare Schäden. Zumindest müssen solche schadhaften Stellen großzügig ausgeschnitten werden, ehe man aus dem Rest Saft herstellt.

Zunächst werden Früchte und Gemüse gründlich unzerkleinert unter fließendem kaltem Wasser gereinigt. Feste Früchte und Wurzelgemüse sollten mit einer groben Bürste kräftig unter fließendem Wasser abgeschrubbt werden. Blattgemüse legt man nach dem Waschen für 20–30 Minuten in eine Salzlösung (1 Esslöffel Salz auf 1 l Wasser), danach spült man sie gründlich ab und lässt sie im Sieb abtropfen oder schleudert das Wasser in einem Handtuch aus. Unmittelbar vor der Saftzubereitung zerkleinert man die Früchte und Gemüse. Bei Bedarf schält man zunächst sehr dünn, dann zerkleinert man mit einem rostfreien Messer, Wiegemesser oder auf einer Bircherreibe (aus dem Reformhaus), bis eine breiige Masse entsteht. Manche Früchte (vor allem Beeren) kann man auch im Mixer pürieren.

Die einfachste Art der Saftzubereitung, das Auspressen durch ein Tuch, ergibt nur eine relativ geringe Saftmenge. Man füllt dazu die breiige Masse in ein ausreichend großes Leintuch, das oben zusammengeschlagen und kräftig über einer Schüssel ausgepresst wird. Ertragreicher ist die Saftzubereitung mithilfe einer Saftpresse, die von Hand bedient wird, oder einer elektrischen Saftzentrifuge. Da solche Geräte nicht nur während der Saftfastenkur, sondern immer wieder im Haushalt benötigt werden, lohnt sich die Anschaffung. Im Lauf der Zeit macht sich der Kaufpreis bezahlt, weil man eine erheblich höhere Saftausbeute als beim einfachen Auspressen durch ein Leintuch erzielt, also die notwendigen Saftmengen aus weniger Früchten gewinnt. Die Ausbeute an Saft ist unterschiedlich groß; sie hängt von der Art des Auspressens und der Art der Früchte und Gemüse ab. Mit Saftzentrifugen kann man aus 100 g Früchten oder Gemüsen maximal 60–70 g Saft gewinnen, die anderen Arten der Zubereitung sind lange nicht so effektiv. Wie stark die durchschnittliche Saftausbeute bei den einzelnen Früchten und Gemüsen schwanken kann, zeigt die folgende Tabelle beispielhaft.

Obst-/Gemüseart (100 g)	Saftausbeute (in g)
Apfel	50–55
Birne	45–50
Brennnessel	40–60
Brombeeren	50–55
Himbeeren	50–55
Kirschen	40–45
Möhren	60–65
Rettich	50–55
Rote Bete	50–55
Sellerie	50–65
Spinat	40–45
Tomaten	50–65
Weißkohl	50–55

(Angegeben werden Durchschnittswerte, die durch optimale Auspressung der Früchte in der Saftzentrifuge erreicht werden können.)

Kurplan für 10 Tage

Als Kurzkur zu Hause dauert die Saftfastenkur 8–10 Tage, wenn der Therapeut nichts anderes verordnet hat. Wer nicht so lange fasten will oder kann, sollte zumindest eine 5- bis 7-tägige Saftkurzkur durchführen. Die Kur kann bei Bedarf mehrmals im Jahr wiederholt werden.
Wie beim totalen Fasten steht auch bei der Kurzkur mit Säften am Anfang der Vorfastentag. Er entspricht weitgehend dem Vorfastentag bei Nulldiät (s. S. 50), also deutliche Reduzierung der Kalorienzufuhr und Verzicht auf alle tierischen Produkte, dafür reichlich Rohkost, Säfte und gesäuerte Milchprodukte. Die weiter vorne (s. S. 51) genannten Rezepte für den Vorfastentag bei totalem Fasten können auf den Tag vor der Saftfastenkur übertragen werden. Im Anschluss an den unverzichtbaren Vorfastentag folgen die 8–10 (ausnahmsweise 5–7) eigentlichen Fastentage. Sie verlaufen im Prinzip nach dem gleichen Schema wie totale Fastentage, nur trinkt man eben zusätzlich

verschiedene Säfte. Das folgende Kurschema gilt grundsätzlich für alle Saft-
fastentage; die Verteilung der Säfte muss nicht strikt so eingehalten werden,
wie wir es angeben, sinngemäß richtet man sich aber danach.

Ablauf des Saftfastentags

● morgens nach dem Aufwachen	Entspannungs- und Selbstbeein-flussungstraining; 5–10 Minuten Gymnastik; 1–2 Glas zimmerwar-mes Mineralwasser; sorgfältige Mund-, Zahn- und Körperpflege
● nach der Morgentoilette	je 60 g Obst- und Gemüsesaft und 30 g Kräutersaft; 1–2 Tassen Kräuter-(Rosmarin-) oder Schwarztee (ungesüßt, ohne Milch)
● vormittags	je 60 g Obst- und Gemüsesaft und 30 g Kräutersaft; 1–2 Tassen Kräuter-(Rosmarin-) oder Schwarztee; Bewegung im Freien, Freizeitbeschäftigung
● mittags	je 60 g Obst- und Gemüsesaft und 30 g Kräutersaft; 1–2 Stunden Bettruhe mit Ent-spannungs- und Selbstbeeinflus-sungstraining und Leberauflage
● nachmittags	je 60 g Obst- und Gemüsesaft und 30 g Kräutersaft; Bewegung und Freizeitgestaltung wie am Vormittag
● abends (bis gegen 19 Uhr)	je 60 g Obst- und Gemüsesaft und 30 g Kräutersaft
● vor dem Schlafengehen	1 Tasse schlaffördernder Kräuter-tee; 5–10 Minuten Gymnastik; Körper-, Mund- und Zahnpflege
● im Bett vor dem Einschlafen	Tagesrückblick, Entspannungs- und Selbstbeeinflussungstraining

Die Säfte werden einzeln oder nach Geschmack miteinander vermischt, pur oder mit der gleichen Menge Mineralwasser verdünnt eingenommen. Wenn man die Säfte pur trinkt, müssen über den Tag verteilt zusätzlich noch mindestens 750 ml (5 Glas) Mineralwasser zusätzlich getrunken werden, besser 8–10 Glas.

Trinkmenge insgesamt je Kurtag:

Obstsaft	300 ml	
Gemüsesaft	300 ml	
Kräutersaft	150 ml	= 750 ml
Kräutertee	3–5 Tassen	= 450–750 ml
Mineralwasser	5–10 Glas	= 750–1500 ml

– Tagestrinkmenge insgesamt: etwa 2–3 l –

An jedem 2. Morgen trinkt man nach der Morgentoilette eine abführende Glaubersalz- oder »F. X. Passage«-Lösung (etwa ¾ l Wasser) oder führt einen Einlauf durch (s. a. Stuhlgang während der Kur, S. 90). An diesen Tagen trinkt man entsprechend weniger Mineralwasser (3–5 Glas) und Kräutertee (etwa 3 Tassen), damit die Tageszufuhr von maximal 3 l Flüssigkeit nicht überschritten wird. Da an diesen Tagen mehrere Darmentleerungen zu erwarten sind, sollte man keine längeren Spaziergänge, Wanderungen oder Radtouren unternehmen, sondern sich in der näheren Umgebung des Hauses aufhalten.

Der folgende Kurplan veranschaulicht, wie man eine 8-tägige Saftfastenkur abwechslungsreich und vollwertig aus vielen Säften zusammenstellen kann. Auf die Angabe der Kräutertee- und Mineralwassermengen wurde dabei verzichtet, sie entspricht immer dem eingangs aufgestellten Kurschema. Der Kurplan soll nach individuellem Geschmack bei Bedarf variiert werden, sinngemäß orientiert man sich aber an den folgenden Angaben.

1. Saftfastentag

- morgens: 100 g Apfelsaft, gemischt mit 50 g Orangensaft
- vormittags: je 50 g Brunnenkresse-, Möhren- und Selleriesaft gemischt
- mittags: 75 g Tomatensaft und 25 g Spinatsaft mit je 20 g Kerbel und Petersiliensaft und 10 g Basilikumsaft gemischt
- nachmittags: 100 g Birnensaft mit je 25 g Gurken- und Rettichsaft gemischt
- abends: je 50 g schwarzer Johannisbeersaft und Rote-Bete-Saft gemischt; als Einzelgetränk zusätzlich 50 g Löwenzahnsaft

2. Saftfastentag
- morgens: 100 g Spargelsaft, gemischt mit 50 g Lauchsaft
- vormittags: 50 g Orangensaft, gemischt mit 50 g Pfirsichsaft; als Einzelgetränk zusätzlich 50 g Birkensaft
- mittags: je 50 g Gurken- und Grapefruitsaft, mit je 25 g Bohnen- und Dillsaft gemischt
- nachmittags: je 50 g Melonen- und Sauerkirschsaft gemischt, als Einzelgetränk zusätzlich 50 g Schnittlauchsaft
- abends: 50 g Apfelsaft, gemischt mit 75 g Möhrensaft und 25 g Borretschsaft

3. Saftfastentag
- morgens: 50 g Brennnesselsaft, mit 100 g Spinatsaft gemischt
- vormittags: 80 g Pflaumensaft, gemischt mit 50 g Johannisbeersaft und 20 g Sauerkirschsaft
- mittags: je 50 g Rote-Bete- und Selleriesaft, mit 50 g Thymiansaft gemischt
- nachmittags: je 70 g Erdbeer- und Kirschsaft, mit 10 g Zitronensaft gemischt
- abends: je 50 g Tomaten- und Möhrensaft, vermischt mit 30 g Zwiebelsaft und je 10 g Knoblauch- und Ackerschachtelhalmsaft

4. Saftfastentag
- morgens: je 60 g Ananas- und Pfirsichsaft, gemischt mit 30 g Stachelbeersaft
- vormittags: 100 g Blumenkohlsaft, als Einzelgetränk zusätzlich 50 g Salbeisaft
- mittags: je 50 g Grapefruit-, Orangen- und Maracujasaft gemischt
- nachmittags: 50 g Tomatensaft, mit 50 g Spargelsaft und je 25 g Kerbel- und Zwiebelsaft gemischt
- abends: je 50 g Rote-Bete- und Spinatsaft, gemischt mit je 10 g Basilikum, Majoran- und Petersiliensaft; dazu als Einzelgetränk je 10 g Baldrian- und Weißdornsaft

5. Saftfastentag

- morgens: 100 g Sauerkrautsaft, gemischt mit je 20 g Ackerschachtelhalm- und Spitzwegerichsaft und 10 g Knoblauchsaft
- vormittags: 100 g Orangensaft und 50 g Brennnesselsaft (als Einzelgetränke)
- mittags: je 50 g Gurken- und Birnensaft, mit 50 g Birkensaft gemischt
- nachmittags: 50 g Grapefruitsaft, gemischt mit 70 g Apfelsaft und 30 g Grapefruitsaft
- abends: 100 g Möhrensaft, mit 50 g Endiviensaft vermischt

6. Saftfastentag

- morgens: je 60 g Orangen- und Selleriesaft gemischt, als Einzelgetränk 30 g Löwenzahnsaft
- vormittags: je 60 g Melonen- und Möhrensaft, mit 20 g Birken- und 10 g Wacholdersaft gemischt
- mittags: 50 g Rhabarbersaft, gemischt mit 100 g Birnensaft
- nachmittags: 100 g Gurkensaft, gemischt mit 30 g Dill- und 20 g Radieschensaft
- abends: 30 g Heidelbeersaft, mit 60 g Rote-Bete-Saft gemischt; als Einzelgetränk je 30 g Melissen- und Weißdornsaft gemischt

7. Saftfastentag

- morgens: 50 g roter und 75 g schwarzer Johannisbeersaft, mit 25 g Aprikosensaft gemischt
- vormittags: je 50 g Orangen-, Rote-Bete- und Kerbelsaft gemischt
- mittags: 100 g Lauchsaft, vermischt mit 50 g Zwiebelsaft
- nachmittags: je 50 g Birnen- und Quittensaft, gemischt mit je 20 g Ebereschen- und Holundersaft und 10 g Huflattichsaft
- abends: je 50 g Blumenkohl- und Rosenkohlsaft, gemischt mit je 20 g Spitzwegerich- und Thymiansaft; als Einzelgetränk zusätzlich 10 g Baldriansaft

8. Saftfastentag

● morgens: je 10 g Bärlauch-, Borretsch-, Brunnenkresse-, Holunder- und Löwenzahnsaft, gemischt mit 100 g Rote-Bete-Saft

● vormittags: je 50 g Rettich- und Zucchinisaft, gemischt mit 30 g Quitten- und 20 g Birnensaft

● mittags: je 40 g Brombeer-, Erdbeer- und Himbeersaft, als Einzelgetränk je 10 g Dill-, Majoran- und Wermutsaft gemischt

● nachmittags: je 30 g Pfirsich- und Aprikosensaft, vermischt mit 60 g Möhren- und 30 g Brennnesselsaft

● abends: 40 g Mangosaft, vermischt mit 30 g Guavensaft und 40 g Tomatensaft; als Einzelgetränk je 15 g Schlehdorn- und Spitzwegerichsaft, mit 10 g Knoblauchsaft vermischt

Es gibt noch unzählige andere Möglichkeiten, um Säfte zu wohlschmeckenden Getränken zu kombinieren. Der Fantasie und Experimentierfreude sind keine Grenzen gesetzt, sofern man die Tagesmengen an Obst-, Gemüse- und Kräutersäften gut verteilt und die empfohlenen Mengen annähernd genau einhält.

Das Fastenbrechen

Während der Saftfastenkur wird zwar eine geringe Menge an Nahrung in flüssiger Form zugeführt, sodass Verdauungsorgane und Stoffwechsel nicht völlig »entwöhnt« sind, trotzdem ist wie beim totalen Fasten das 2-tägige Fastenbrechen unbedingt erforderlich, damit die Umstellung auf feste Nahrung keine Beschwerden verursacht.

1. Tag des Fastenbrechens

Am 1. Tag nach der Saftfastenkur beschränkt sich die Kalorienzufuhr noch weitgehend auf Säfte. Diese werden jetzt aber mit Eiweiß, Zucker, Getreideprodukten und mäßig pflanzlichen Fetten angereichert. Zusätzlich sind am 1. Tag bis zu 3 Scheiben Knäckebrot mit Kräuterquark, etwas rohes Obst und Gemüse erlaubt, aber keinesfalls schon Fleisch- und Wurstwaren.

Zur Anreicherung der Säfte eignen sich zum Beispiel Honig, Fruchtzucker, Sojamehl, Sojamilch, Weizenkeime, Hefepulver, Eigelb, etwas saure Sahne, Keimöle, Haferflocken, Leinsamen und Gersten- oder Weizenschrot (alles im Reformhaus erhältlich).

Davon abgesehen gelten für den 1. Tag des Fastenbrechens nach einer Saftfastenkur die gleichen Grundsätze, die weiter vorne schon beim Fastenbrechen nach totalem Fasten (s. S. 64) genannt wurden.

Das folgende Beispiel muss nicht strikt befolgt werden, sondern veran-schaulicht, was am 1. Tag des Fastenbrechens erlaubt ist. Sinngemäß sollte man sich danach richten.

- morgens: 150 g Säfte mit 1 TL Honig, 5 g Weizenkeimen und 10 g Weizenkleie
- vormittags: 150 g Säfte mit 1 TL Honig oder Fruchtzucker; 1 Apfel, auf einer Glasreibe geraspelt, oder 1 Banane, mit der Gabel zerdrückt und mit etwas Magermilchjoghurt geschlagen; dazu kann 1 Scheibe Knäckebrot verzehrt werden
- mittags: 150 g Säfte mit 1 TL Honig oder Fruchtzucker; Rohkost-salat mit einer Marinade aus je 5 g saurer Sahne und Keim-öl, dazu 1 Scheibe Knäckebrot
- nachmittags: 150 g Säfte, mit Sojamilch und ½ Eigelb verrührt, je nach Geschmack noch 1 TL Honig oder Fruchtzucker; bei Be-darf (Hungergefühl) zusätzlich Apfel oder Banane wie am Vormittag
- abends: 150 g Säfte mit Sojamalt (eiweißreiche Aufbaunahrung aus Sojabohnen und Malzextrakt, in Reformhäusern erhältlich) und 10–15 g Weizenkleie oder Leinsamen; 1 Knäckebrot mit Kräuterquark, dazu grüner Salat mit Joghurtsoße (Re-zepte s. S. 52 f.)

Unter keinen Umständen darf von diesem noch recht strengen Diätplan für den 1. Tag nach der Kur sinngemäß abgewichen werden, sonst drohen erhebliche Beschwerden.

2. Tag des Fastenbrechens
Er gleicht dem 2. Tag nach dem totalen Fasten. Die dort angegebenen Er-nährungsrichtlinien und Rezepte können auch nach der Saftfastenkur genau übernommen werden (s. S. 68).

Stuhlgang während der Kur

Da Säfte kaum Ballaststoffe enthalten ist eine ausreichende Darmreinigung auch während des Saftfastens nur mithilfe von Glaubersalz oder »F. X. Pas-sage«-Pulver möglich. Stattdessen eignen sich natürlich auch wieder Darm-einläufe, bei Saftfastenkuren in der Klinik auch Darmbäder.

Die gründliche Darmreinigung wird wie beim totalen Fasten jeden 2. Tag durchgeführt. Glaubersalzlösung bereitet man mit etwa 40 g Salz auf ¾ l Wasser zu und trinkt sie innerhalb von 10–20 Minuten, die »F. X. Pas-sage«-Lösung stellt man nach Gebrauchsanweisung her.

An Tagen mit gründlicher Darmreinigung trinkt man die üblichen Saftmengen, verringert aber die Zufuhr von Mineralwasser und Kräutertee, damit durch die ¾ l Lösung am Morgen nicht die maximale Flüssigkeitszufuhr von 3 l am Tag überschritten wird. Außerdem sollte man an diesen Tagen nicht zu lange und weit vom Haus weggehen, weil mehrere, zum Teil dünnflüssige Stühle zu erwarten sind.

Über die gründliche Darmreinigung wurde ausführlich im Kapitel »Darmreinigung während der Kur« (s. S. 73) berichtet; dort stellen wir auch die Technik der Einläufe vor.

Ergänzende Kurmaßnahmen

Sie entsprechen ebenfalls denen bei der totalen Fastenkur. Im Vordergrund stehen täglich 2-mal 5–10 Minuten Gymnastik, ausreichend Sport und Bewegung an der frischen Luft und strikter Verzicht auf Genussmittel jeder Art. Durch Atemschulung wird die Saftfastenkur sinnvoll ergänzt.

Die geistig-seelische Umstimmung, die durch Fasten angestrebt wird, unterstützen regelmäßige Entspannungs- und Selbstbeeinflussungsübungen morgens gleich nach dem Aufwachen im Bett, mittags während der Ruhepause mit Leberauflage und abends im Bett vor dem Einschlafen.

Die verschiedenen Maßnahmen zur ergänzenden Behandlung wurden bereits beim totalen Fasten (ab S. 75 ff.) ausführlich beschrieben.

Es empfiehlt sich, diese Maßnahmen wenigstens teilweise auch nach beendeter Fastenkur zur täglichen Gesundheitspflege beizubehalten. Das gilt insbesondere für Gymnastik und Sport, Reduzierung des Genussmittelkonsums und Entspannungsübungen.

Wirkung und Anwendungsgebiete verschiedener Säfte

Die folgende Tabelle enthält Gemüse-, Obst- und Kräutersäfte, die sich gut zur Saftkur eignen und durch ihre speziellen Heilanzeigen auch bei verschiedenen Krankheiten auszeichnen. Natürlich kommen darüber hinaus auch andere, hier nicht aufgeführte Säfte infrage, es war aber unmöglich, sie alle aufzulisten.

Wenn Säfte mit einer bestimmten therapeutischen Wirkung gegen Erkrankungen angewendet werden sollen, befragt man vorher den Fachmann.

Saft	Hauptsächliche Heilanzeigen/Wirkungen
Apfel	Magen- und Darmbeschwerden, Stuhlverstopfung, Gicht, Harnsäureablagerungen in den Geweben
Artischocke	Anregung der Gallenproduktion und des Gallenflusses, allgemeine Verdauungsschwäche, Leberschutz, zu hohe Blutcholesterinwerte
Birke	Blasenentzündung, Harnsäureablagerungen in den Geweben, Gicht, Rheuma, Blutreinigung
Birne	Entwässerung, Entlastung von Herz und Kreislauf
Brennnessel	Blutreinigung, Hautleiden, Gicht und Rheuma
Brombeere	Magen-Darm-Störungen, Katarrhe im Bereich der Atemwege
Brunnenkresse	Blutreinigung, Stoffwechselanregung (Vorsicht bei Schilddrüsenerkrankungen)
Gurke	Blutreinigung, Hautleiden
Hagebutte	Blutreinigung, Entwässerung, Frühjahrsmüdigkeit und andere Mangelzustände, Vorbeugung von Nierensteinen
Heidelbeere	Magen- und Darmbeschwerden
Himbeere	fieberhafte Infektionskrankheiten
Holunder	Erkältung, Grippe, Fieber; versuchsweise bei Nervenschmerzen
Johannisbeere	
rot	Entwässerung, Entlastung von Herz und Kreislauf
schwarz	allgemeine Kräftigung, Rheuma
Kartoffel	Sodbrennen, Magenübersäuerung, Magengeschwüre (insbesondere chronisch wiederkehrende); Vorsicht, roher Kartoffelsaft wirkt in Überdosis giftig!
Kohl	Geschwüre im Magen-Darm-Kanal (auch in chronischen Fällen noch sehr gut bewährt)

Löwenzahn	Anregung der Gallenproduktion und des Gallenflusses, Blutreinigung, Entwässerung
Meerrettich	Entwässerung, mild desinfizierende Wirkung bei Nieren- und Harnwegsinfektionen
Möhre	Vitamin-A-Mangelzustände, Sehstörungen nach Überanstrengung der Augen, Nachtblindheit, Hautleiden, Darmwürmer, Darmkatarrhe
Orange	Appetitlosigkeit
Pflaumen	mild abführend bei Stuhlverstopfung (akut) und chronischer Darmträgheit
Rettich	Vorbeugung von Gallensteinen, Anregung des Gallenflusses, Erkrankungen im Bereich der Atemwege (am besten bewährt sich der Schwarzrettichsaft)
Rote Bete	allgemeine Kräftigung und Anregung, chronische Entzündungen, Krebsvorbeugung
Sauerkirsche	Blutarmut und andere Mangelkrankheiten (zur ergänzenden Therapie)
Schlehdorn	Vitamin-C-Mangel, Magen-Darm-Katarrhe, Fieber, Erkältung, Grippe
Sellerie	Blutreinigung und Entwässerung
Spinat	Anregung der Blutbildung (aber nicht so eisenreich, wie oft angenommen wird), allgemeine Verdauungsbeschwerden
Tomate	Magenschwäche, allgemeine Verdauungsstörungen, Alkoholkater
Trauben	Blutbildung, Blutreinigung, allgemeine Kräftigung (bevorzugt verwendet man Meraner Vernatschtrauben, Frankentaler oder Trollinger Trauben zur Saftkur)
Weißdorn	Stärkung des Herzmuskels, Bluthochdruck, Arterienverkalkung, Alterserscheinungen am Herz-Kreislauf-System, die keiner anderen Therapie bedürfen
Wermut	Appetitmangel, Sodbrennen als Folge zu geringer Magensaftproduktion, Verdauungsbeschwerden anderer Ursachen
Zinnkraut	Bindegewebsschwäche, Katarrhe der Atemwege, Nieren-Blasen-Entzündungen
Zwiebel	Verschleimung und Katarrhe der Atemwege, Magen-Darm-Erkrankungen, Bluthochdruck, Arterienverkalkung, Stärkung des Herzmuskels

Die Fastenkur – Anfang für ein gesünderes Leben

Fastenkuren zu Hause oder in einer Klinik schaffen die Voraussetzungen für bessere Gesundheit, indem sie viele Risikofaktoren verringern oder beseitigen. Mit dieser Wirkung sollte man sich jedoch nicht zufrieden geben, denn sie lässt im Lauf der Zeit wieder nach. Optimalen Nutzen wird man aus der Fastenkur nur ziehen, wenn sie am Anfang eines gesundheitsbewussteren Lebens steht. Das heißt, ein Teil der während der Fastenkur eingeübten neuen Gewohnheiten sollte von nun an ständig beibehalten werden, damit die Gesundheit regelmäßig gefördert wird.

Im Prinzip besteht diese Reform falscher Gewohnheiten aus 3 »Säulen«:

- Reform falscher Ernährungsgewohnheiten
  Falsche Ernährung gehört zu den häufigsten Ursachen der verbreiteten Zivilisationskrankheiten, wie Arterienverkalkung, Herzinfarkt, Zuckerkrankheit und Krebs. Die Fastenkur soll der erste Schritt zur dauerhaften vollwertigen Ernährung werden, denn nur dann wirkt sie noch lange nach. Andernfalls treten bald wieder die alten Risikofaktoren und Beschwerden auf.
- Ausreichend Gymnastik und Sport
  Die Fastenkur bietet die Möglichkeit, alle guten Vorsätze endlich in die Tat umzusetzen und mit dem Training der Ausdauer zu beginnen. Es ist dazu nie zu spät, und es gibt kaum eine Krankheit, die auf Dauer ein gewisses Maß an Sport und Gymnastik verbietet. Nicht selten heilt eine Krankheit sogar erst dann vollständig aus, wenn nach Besserung mit Erlaubnis des Therapeuten mit Gymnastik und Sport begonnen wird.
- Tägliche Entspannungs- und Selbstbeeinflussungsübungen
  Entspannung und Selbstbeeinflussung wirken in erster Linie auf Seelenleben und geistige Funktionen. Da Körper, Geist und Seele aber eine Einheit bilden, wird auch der Körper günstig beeinflusst.

Dadurch schafft man die Grundlagen für bessere Gesundheit, mehr Lebensfreude und Lebensqualität im Alltag nach der Fastenkur. Bei Bedarf ergänzt man diese Maßnahmen noch 1- bis 2-mal jährlich – zum Beispiel im Frühjahr und Herbst – durch eine Wiederholung der Fasten- oder Saftfastenkur zu Hause.

Anhang

Auswahl der Fastenkliniken und -sanatorien

Die folgende Liste erhebt keinen Anspruch auf Vollständigkeit. Wenn eine Klinik oder ein Sanatorium hier nicht genannt werden, dann bedeutet das selbstverständlich kein Werturteil. Grundsätzlich wird immer der Arzt oder Heilpraktiker die im Einzelfall richtigen Kliniken und Sanatorien empfehlen. Die Gliederung erfolgte alphabetisch nach den Ortsnamen.

Kurkliniken mit Fastenprogramm

83707 Bad Wiessee
Landhausklinik Dr. Windstosser
Freihaus

86825 Bad Wörishofen
Klinik Dr. Spiske
Bürgermeister-Ledermann-Straße 7

56154 Boppard
Kurklinik Belgrano für
physikalisch-diätetische Therapie
Untere Fraubachstraße 2

36129 Gersfeld/Rhön
Schlosspark-Sanatorium
Fritz-Stamer-Straße 11

88662 Überlingen
Klinik Buchinger H. Wilhelmi
Kurpark-Klinik
Gällerstraße 10

37213 Witzenhausen
Klinik am Warteberg
Werner-Eisenberg-Weg 3

Fastensanatorien

79410 Badenweiler
Kursanatorium Rheingold
Markgrafenstraße 3

53902 Bad Münstereifel
Kneipp-Sanatorium
Dr. Schumacher-Wandsleb
Sebastian-Kneipp-Straße 28

83735 Bayrischzell
Sanatorium Tannerhof
Dr. von Mengershausen

32760 Detmold-Hiddessen
Kneipp-Sanatorium von Thümen
Hülsenweg 13

65582 Diez/Lahn
Felke-Kurheim Dr. Schlau

76857 Eußerthal-Vogelstockerhof
Kurheim am Vogelstock

87730 Grönenbach
Kneipp-Sanatorium Am Stiftsberg
Sebastian-Kneipp-Allee 5

87541 Hindelang
Badhotel Sonne
Marktstraße 15

82431 Kochel am See
Heim Sonnfried Dr. Weber
Rothenberg-Süd 22

55566 Sobernheim/Nahe
Felke-Kurhaus Menschel
Meddersheim

88662 Überlingen
Kurhotel Seehof
Strandweg

Kurheime mit Fastenprogramm

77723 Gengenbach
Haus Hasenkamp
Auf dem Abtsberg 6

78126 Königsfeld
Hotel-Kurpension Gebauer-Trumpf
Bismarckstraße 10–12

87484 Nesselwang
Kur- und Sporthotel Alpspitz
Badeseeweg 10

87534 Oberstaufen
Alpengasthof und Schrotkurheim
Bad Rain

83246 Unterwössen
Haus Paracelsus
Im Wendelfeld 12

Ausländische Fastenkliniken und Kurheime

Österreich

A-4810 Gmunden
Kurhaus Traunsee-Hofstetter
Altmünster 180

A-8010 Graz
Sanatorium Dr. Drumbl
Hilmteichstraße 11

A-8230 Hartberg
Ring-Gesundheitszentrum
Kneipp- und Diäthaus

A-5412 Puch bei Hallein
Kurhotel Vollererhof
Thurnberg

A-1170 Wien 17
Kurhaus Neuwaldegg
Neuwaldegger Straße 13

Frankreich

F-47130 Port Sainte-Marie
Pension Le Marchon

Italien

I-39042 Brixen
Kurhaus Dr. von Guggenberg

Register

MEHR LESEN –
LEICHTER LEBEN

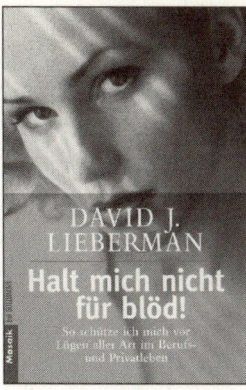

16247

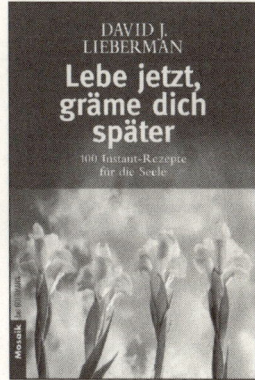

16189

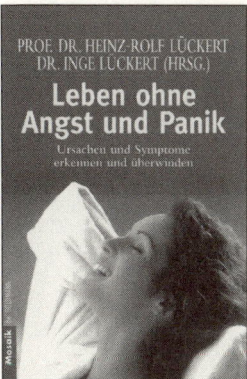

16268

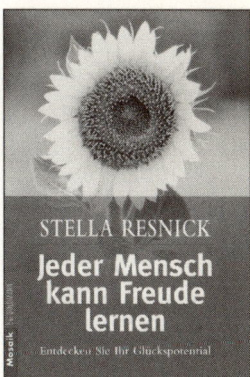

16216

ESSEN SIE SICH GESUND

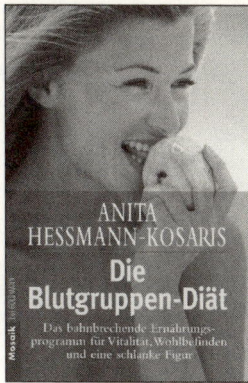

16283

16285

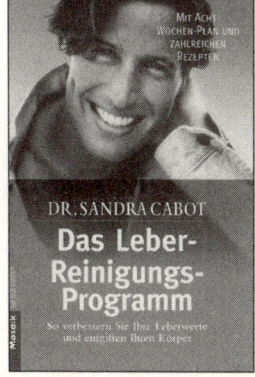

16242

16206

GESUND UND SCHLANK
MIT DR. ATKINS

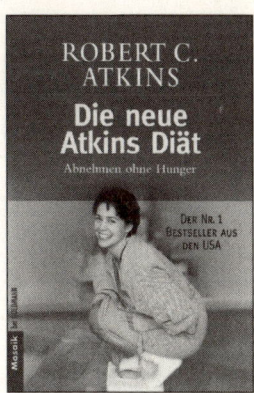

14113

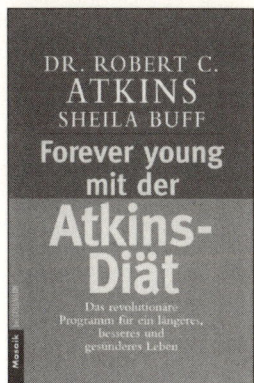

16264

VON FRAU ZU FRAU

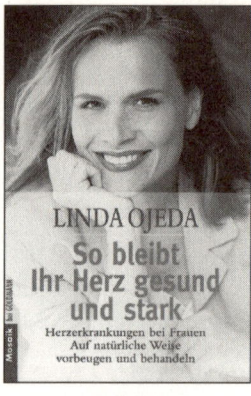

16275

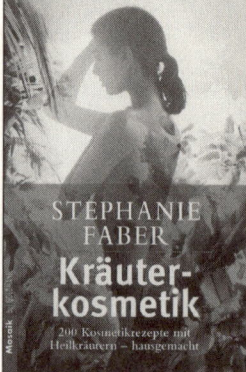

10809

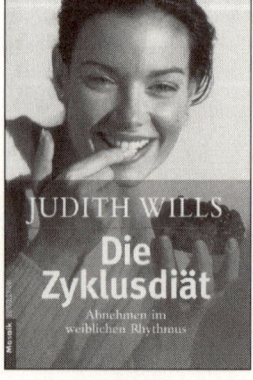

16230

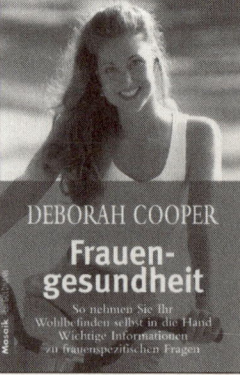

16306